薬物療法における医師 - 患者関係

——治療効果をいかに高めるか——

著

アラン・タスマン，マイケル・B・リーバ，ケネス・R・シルク

訳

江畑敬介，佐藤洋子

星　和　書　店

Seiwa Shoten Publishers

2-5 Kamitakaido 1-Chome
Suginamiku Tokyo 168-0074, Japan

The Doctor-Patient Relationship in Pharmacotherapy
Improving Treatment Effectiveness

by
Allan Tasman, M.D.
Michelle B. Riba, M.D., M.S.
Kenneth R. Silk, M.D.

Translated from English
by
Keisuke Ebata, M.D.
and
Yoko Sato

訳者まえがき

近年、精神科治療において薬物療法の発達には著しいものがある。薬物療法を抜きにして精神科治療を語れないと言っても過言ではなくなった。しかし、その薬物療法の基盤をなす医師‐患者関係のあり方はいかにあるべきかを問われることは少なかった。また薬物投与という医師の行為が精神療法の立場から論じられることも多くはなかった。本書はこれらのことについて症例に基づいて詳しく述べている。さらに、医師‐患者関係を取り巻く治療環境および医療保険体制が薬物療法に及ぼす影響についても論じている。

原著の編著者であるアラン・タスマン教授は、精神医学教育、精神分析学、認知神経科学の領域の専門家として米国においては名の通った人であり、一九九九年から二〇〇〇年にかけてアメリカ精神医学会会長も務めている。彼は、精神医療における生物学的治療、心理学的治療、心理社会的治療を臨床実践として統合することに長い間にわたって努力してきた人である。

その彼によってなった本書は、薬物療法の基盤となっている医師‐患者関係を改善することによって、薬物療法の効果をいかに高めることができるかを焦点としている。例えば、効果的な治療同盟の形成の仕方、患者と協力関係をつくるための面接の仕方、服薬維持を高める治療関係のつくり方、非医師による心理療法と医師による薬物療法を併用する場合の留意事項などについて極めて実践的立場から薬物療法のあり方を論じている。その意味で、今日、薬物療法を行なっている医師にとって必読の書と言って良いように思われる。

私は、本書の訳出を星和書店から依頼された時に、初めは気乗りがしなかった。しかし、本書を読み進めるうちに、漫然と薬物が処方されている場合が少なくない我が国において、薬物療法の基盤となっている医師 - 患者関係のあり方を改善し、それによって薬物療法による治療効果を高めようと意図した本書を我が国に紹介することは極めて意義深いことであると思われてきた。

なお最後に、本書の文章の校正にあたり一方ならぬ助言を頂戴した星和書店の畑中直子氏とその他の人々に深く感謝する。

平成十五年十二月

訳者代表　江　畑　敬　介

序文

この二〜三十年の間に、精神医学においては精神薬理学の実践に劇的な変化が起こってきている。これにはいくつかの要因があると思われる。第一に、神経科学の著しい進歩によって精神疾患の治療に用いられる新しい薬物に高度な発達がみられるようになってきた。新しい薬物や薬物療法研究の急増、そしていくつかの薬物の同時併用をも含めた処方モデルの発達などは、みなこの進歩の一因となっている。我々が患者に行なう薬理学的介入は、かつてないほど高度で効果的なものになっている。

しかし残念なことに、高度になった我々の精神薬理学も、アメリカ中を巻き込んでいるマネージドケア（管理医療）の波に否定的な影響を受けている。このマネージドケア・プログラムは健康保険会社が医療機関に治療費を払い戻す制度であるために、精神科の治療費を減らそうとして誤った方針をとり、多くの精神科医の治療の実践方式を不適切な方向に変えざるを得なくさせている。

このような変化により、一次的な治療介入として十五分間の「薬物療法チェック」のみが広く行なわれるようになった。我々が学んできた患者のケアへの生物心理社会的なアプローチの重要さとは裏腹に、この治療方針のもとでの薬剤の処方は、心理療法的あるいは心理社会的な介入からはまったく切り離されたものになっている。精神科医の役目は薬剤処方だけに限られ、その他の治療介入は他のメンタルヘルス関係の臨床家によって提供されることが多い。けれども精神科医とケアを提供する他の臨床家との間に、最適な形での接触がまったくないというのが実情である。そして少なくとも、ある一つの大きなマネージドケア会社が証明したように、この方式で治療を提供する方が、精神科医が心理療法と精神薬理学的な治療をあわせて提供するより実際には高くつくという状況が生み出されることになったのである。

これらのマネージドケアの影響が精神科教育に及ぼした変化にも不幸なものがある。全米の臨床研修プログラムでは心理療法の臨床研修にあまり重きが置かれなくなり、どのような治療的介入にも含まれる対人関係の機微を臨床研修医が学べるカリキュラムの時間が減ってきている。この十年の間に臨床研修プログラムを卒業した精神科医の多くや、いま研修中の者には、臨床研修期間中にすべての精神科の治療、特に薬理学的な介入における医師‐患者関係の効果的な使われ方を理解するための適当な機会が与えられてこなかった。

本書は、そのような研修期間中には不充分であった重要な情報を精神科医に提供しようという試みで書かれたものである。臨床医との信頼や気遣いのある持続的な関係の中で治療的介入が行なわれた時、その結果がより良いものとなるということはよく知られている。治療遵守の問題は、特にそれが主に薬理学的なものである場合、治療結果が満足のいくものとならない主な原因となる。したがって、遵守を良くするために医師‐患者関係を観察し、それをうまく使えるようになることが不可欠である。敬意に満ちた対人関係から生じる患者の満足感は、治療の理想的な薬理学的効果に協働的な効果をもたらす。特に今日の治療環境においては、これらの問題に注目することはすべての精神科医に役立つであろう。

本書の執筆にあたり、マイケル・リーバ氏やケネス・シルク氏と共に仕事ができたのは大変に喜ばしいことであった。その他にも、素晴らしい執筆をしてくださったエリソン博士、ジブソン博士、メッツル博士にも多大なご協力をいただいた。また、マイケル・リーバ事務所のリンダ・ギャショックさんにもこのプロジェクトのためにいろいろと必要な研究材料を提供していただいたことに感謝の言葉を申し上げたい。最後になったが、編集のギルフォードプレス社のキティ・ムーアさんにも特別に感謝の言葉を述べたい。キティさんの当初からのこのプロジェクトに対しての熱心さは、我々がこの仕事を引き受けることに弾みをつけてくれた。それに加えて彼女の助言と励ましの言葉に助けられたが、それがなければこの仕事はこのように素晴らしいものにはなり得なかったであろう。

我々は本書が、読者にとって読んで楽しい創造性のあるものだと確信しており、ここに収められた情報は必ずこれからのより良い臨床実践に役立つものと信じている。

アラン・タスマン

もくじ

第五章　転移と逆転移

1

第一章
概要と構成

●症例一

四十七歳で既婚男性のＡ氏は金融業に勤務しているが、約十五年の間、双極性障害を患っていた。薬物療法で安定した状態にするのが大変に難しく、長年にわたって、抑うつ、無気力状態から、軽躁病、極端にひどい躁病の状態の間を行ったり来たりしていた。躁病によって精神病的な思考に陥った彼は、ついに仕事場で、上司たちに向かって会社の経営方針などについて口走るようになってしまった。やがて彼は職を失い、入院させられた。他の州から実家に戻ってきた彼は六週間だけ私の患者であった。私は彼を四回診察したが、それは一時間の初診面接と三十分ずつの「薬物療法チェック」が三回であった。私の最初の評価では、六カ月前の入院時からみて、彼にはある種の安定度が備わっているようだった。それゆえ我々の病院の救急室からＡ氏が妻と一緒にそこに来ているという知らせを受けた時には驚いた。彼は軽躁が非常に進んでいて、薬物療法を拒んでいたのだった。私は救急室の係の人にA氏を電話に出してくれるようにと頼んだ。

A医師：調子はどうですか？

A　氏：いやあ、素晴らしいですよ、先生。そちらはどうです？

A医師：そうですね、ちょっとあなたのことを心配しているんです。あなたがちょっと「天国にいるような状態だ」と救急室の人が言っているので、（A氏のクスクス笑い）、それが気がかりなんですよ。薬を何も飲まないようじゃないですか。

A　氏：そんなことないですよ、先生。リチウム（lithium）はちゃんと飲んでいますよ。ただ、リスパダール（Risperdal）を飲みたくないんですよ。ふらふらになっちゃうんでね。

A医師：わかりますよ。でも、こんなことであなたがまた入院させられるのではないかと心配しているんです。あなたが入院を嫌っていることは知っていますからね。それじゃ、いいですか、今リスパダールを飲んでください。そして明日の朝一番に私の所で会いましょう。そうすればそこから何か解決法も見つかりますよ。でも、救急室を出る前に、まず薬を飲んでください。

A　氏：いいですよ、先生。わかりました。朝そちらに行きますよ。ただ、妻に何時の予約か言ってくれませんかね？　憶えていられないと思うんですよ。

A医師：わかりました。ありがとう。

A　氏：いいえ、先生。それじゃまた。

今日、多くの精神科医が薬剤を処方しているが、その多くは向精神薬による治療に重点をおいている。多忙な臨床医になると、薬剤管理において、処方し、その作用と副作用を判断し、そして変更したりするのに患者との間で二十分しか時間がとれないようなこともある。このように短い時間で、医師と患者の関係は、精神科医の仕事、特に薬の処方においてどんな役目を果たし得るのであろうか？　医師‐患者関係が確固たるものでないかぎり、治療の多くが不成功に終わる可能性があるという証拠もある。A氏の場合でも医師‐患者関係がなければ、救急室の臨床医の言うことに従ったり、A医師の忠告に応じることがもっと難しくなっていただろう。本書では、現在の薬物療法中心の医療環境においても、いかに医師‐患者関係が実のあるものとなり得、そして臨床過程や治療結果に重要な影響を及ぼし得るかということを示すつもりである。

知ってのとおり、精神医学の実践方法は、生物学的精神医学、分子生物学、そしてマネージドケア（管理医療）と共に急速な変化を遂げてきている。しかしながら精神医学の基礎は、医師‐患者関係に未だにしっかりと根付いたものである。我々は、医師‐患者関係は精神医学の実践を決定づける基本的な特質の一つと考えているので、医師‐患者関係がいかに精神医学の実践のあらゆる局面の支持的構造に行き渡り、それを維持しているかを示していきたいと思っている。

この章では医師‐患者関係に伴う問題点や課題を簡単に述べるが、これは後の章でもっと詳しく触れるつもりである。ここで扱う問題点は、医師‐患者関係が病気の進行過程にどのような影響を及ぼすか、また（最初の例に示したように）その関係によってどのように患者が医師の指示への遵守を高めることができ、同時に、薬剤への自分の反応をどれだけ担当医と率直に話すことができるようになるのかということである。さらに我々は、医師 - 患者関係が薬剤の効果をいかに高められるかについても検証していく。そして最後に、医師 - 患者間で培われた良好な関係が、患者が他の人との関係を確立させたり修正したりする際のモデルとしても役立つことを述べたいと思う。

本書は、精神医学が科学的にさらに発展したとしても、精神医学はただ単に科学というだけでなく技術でもあるということを我々に思い起こさせるであろう。そして我々がその技術にもっと注意を払い、それを発達させることができれば、この科学がもたらす有益な効果もそれに伴ってさらに増していくことになるであろう。

精神医学と医師 - 患者関係

現行の医療環境下では、患者との人間関係を築くための時間が我々にはあるのだろうかという考えがしばしば問題提起される。ここで問われることは、医師 - 患者関係が有用あるいは必要なものかということから、そのコストに見合うだけのものなのかという、もっと世俗的なことにまでに及んでいる。どのような患者と担当医の間でも「良好な」感情が役立たないなどと言う医師はいないであろうが、余分な時間と労力を使って医師 - 患者関係を充分に確立させても、それが治療に何らかの効果を与えるかどうかは疑わしいという声もあがってくる。別の言い方をすれば、余分な時間と努力で良好な関係を確立し、それを良いものにして得たものは、それに見合った時間（それゆえにお金）に値するものなのかということである。この費用対効果を決めるものは、我々が主に薬物療法家としての役割を果たす場合に、人間関係がいかに重要であると見なすかによっている。

明らかに、精神薬理学の主要な観点は的確な診断と適切な薬剤による治療である。しかしその薬剤がきちんと服用されているかどうかを確認することは、同じ程度に重要である。臨床医が患者の人となりや日々の生活、また薬物療法で生活にどのような影響が出るかに留意し、そのことを伝えることができれば、診断をつけたり薬物遵守を確かめることももっとスムーズに、うまく、かつ安全に成し遂げることができるであろう。精神科の多くの症例において納得のいく結果を得るためには、薬物療法における服薬遵守がその基本であり、お互いに敬意をもつ医師と患者の関係だけがそれをより高めていくことができる。患者や患者の過去の行動についての情報がなければ、薬物療法家は患者が治療方針に従うかどうかを予測することができない。それ以上に、情報を集める過程での薬物療法家の礼儀や態度は、医師 - 患者関係の特質に大きな影響を与えることになる。

次の症例は、基本的な情報、例えば患者は病院までどうやって来るのか（自分で車を運転してくるのか）、病院からどのくらいの距離の所に住んでいるかなどの情報を得ることができず、その結果、薬剤をどんどん増量し、それによって患者を家に安全には帰れなくさせてしまったものである。もしこの患者をよく知っていた外来患者担当の心理療法家が患者の話を聞いて介入してこなかったら、大変なことが起こり、致死的な結果を招いていたかもしれない。そのうえ患者の薬剤に対する極端な関心の無さからも、いったん病院を離れたら服薬を遵守しなくなることは確実であっただろう。

●症例二

B氏は三十五歳で中間管理職に就いているが、あるとき自殺衝動で入院してきた。彼の抑うつを悪化させたストレッサーの一つは、妻との気の毒な関係であった。実際、彼が自殺観念を見せ、そのとき頭に浮かんだ、橋の台座に車で突っ込むという考えを口走っていたにもかかわらず、彼の妻は入院の日の朝、病院までの二十五マイルの距離を彼を乗せて運転していくことを拒んだ。彼は妻の行為を虐待的で高慢だと思っていながらも、言いなりであり、そして病院でも家にいるのと同じように自分を主張できないと感じていた。彼は五日間入院し、その間にすでに前から行なわれていた複雑な向精神薬の治療に加えて、かなりの抗うつ剤と睡眠薬が投与された。彼には起立性低血圧があり、ぼんやりしたり目まいを感じたり、時には混乱をみせることもあった。病院では眠れなくてひどかったが、病院に来る前は自分にとって睡眠はあまり重要な心配事ではなかったと担当の精神科医に話したことがあると言っていた。それにもかかわらず、就寝時の睡眠薬は彼が夜中に起きなくなるまで増量された。退院と決まっていた日に彼を担当していた外来専門の心理療法家が会いに来たことは幸運なことであった。その心理療法家は彼の眠気のある低血圧状態に気づき、「新しい」薬剤をあと一日服用させてから患者を退院させるようにした。入院患者の治療に当たっていた精神科医は、患者が家まで自分で運転していかなければならないことに気づかず、入院中常によく眠れなかったと述べていたことも無視していたようであった。それに、最初に退院と予定された時刻は朝早く、しかもラッシュアワー時であり、太陽がまだ地平線から登ったばかりの頃だったので、患者にとっては一日か二日後の日中に運転する方がはるかに安全と思われた。

もしこの患者がいくらかでも眠い状態で車を運転しなければならなかったとしたら、入院患者担当の精神科医が患者の訴えを聞かず、彼の言葉を真剣に受け止めなかったことが、この患者に深刻な事態をもたらしていた可能性があるだろう。この精神科医が患者の眠気の程度にすら気づかなかったということは、患者の述べた感情や要求よりも服薬管理に捕われすぎていたという現われである。入院中にこの患者は充分な睡眠が必要と感じていなかったことを思い出していただきたい。にもかかわらず、精神科医は薬剤を増量しつづけ、彼を眠らせようとしたことで、眠気のある、注意力を失った状態の人を退院させようとすることが起きてしまったのである。

薬剤についての話し合いを通して対人関係の骨組みを確立する

薬剤処方の過程では、患者が薬を服用することをどのように思うかについて、我々が関心をもっていることを伝えるさまざまな方法がある。さらに広げて、患者が人生一般についてどのように思っているかについての我々の関心をも患者に伝えることができる。その関心を伝えることは最初の処方時に始まるのであるが、一般的にはそれは初めての診断の際となる。関心を知らせる方法にはいくつかあり、㈠自己紹介をして自分の臨床医‐精神科医としての信念について述べること、㈡心理教育、㈢対話を行なうこと、㈣選択肢を強調すること、そして、㈤薬剤の服用について、あるいは服用後に患者がどのように感じるかを、良くても悪くても教えてほしいと何度も伝えることなどがあげられる。このようなさまざまなやりとりが基になり、精神科医としての忍耐力や患者への共感の基が築かれ、患者も自分が感じていることや言いたいことを口にしたり表現することができるようになる。別の言い方をすれば、薬剤を処方することによって、服薬が患者の生活にどう影響しているか、また薬の副作用と前向きの効果に対して患者がどう対応しているかなどについての我々の強い関心を示す絶好の機会が生まれるのである。これにより、患者が必要な時にはいつでも薬物療法家に助けを求められるようになる下地が用意される。

患者は、我々の所に来る時には数多くの先入観を持っている。例えばそれは精神科医に関することであったり、薬剤の効果や危険性のことであったりする。薬なしではもう自分は良くならないと思い込んでいる患者もいれば、薬が最終的に効果を見せればすべてのことがうまく行き、人生は突然、病気にかかる前と同じ状態に戻ると考えている患者もいる。このような先入観はすべて、精神科医や、患者の薬物療法に対する反応の仕方や毎日の生活にも深く影響を及ぼすだろう。

いかにすれば、医師‐患者関係を深めるにあたって、この薬物に対する態度を利用することができるのだろうか。例えば、あなたの診察室に来た多くの患者が、自分で脳内化学物質のアンバランスな状態だと思っているものに陥っていると訴えるとしよう。このような患者は明らかに、自分の脳内化学物質のアンバランス状態がどのように進行していったかということについての先入観があり、そして何らかの薬物によってそのアンバランスが是正され、自分の生活を前の状態に戻すことができるとまで思っているかもしれない。薬物が我々の感情、思考、動作、行動のすべてに影響を与えるという証拠が揃っている一方で、環境要因と神経化学的要因との均衡状態について、我々にはほとんど知識がないのである。アンバランスな状態、すなわち脳内化学物質の平衡異常を起こすのは環境からくるストレッサーが原因であるのか、さらにまた二次的に症状形成をもたらすほどストレスへの耐性がないことによるのか？我々にとっては、患者が「脳内化学物質のアンバランスな状態」は物事の一端を説明しているにすぎないと理解しているということが重要である。患者と対峙し、いかにして精神障害が進むかということを話すことなしには、患者はある症状の進行や持続あるいは改善においての自分の役割や自分の力を正しく認識する機会を失うであろう。以下の臨床例で用いた手段には次の二つが含まれている。すなわち、㈠自己紹介をし、医師・精神科医としての信念について述べること、そして、㈡心理教育（つまり症状形成やその持続における生物化学物資の役割を実用的に理解する方法）である。

●症例三

C夫人：こんにちは、先生。主治医から先生の所で抗うつ剤をもらうようにと言われたので、こちらに来ました。何年も前からずっと抑うつの症状に悩まされているのですが、主治医の先生はそれは私が脳内化学物質のアンバランスな状態にあるからで、何らかの薬が必要だと言うのです。

C医師：そうですね、それでは、あなたの病歴を見てみましょう。［病歴とその他の関連した情報が得られ、精神科医は診断をつけ、薬剤を処方する用意ができた］。薬があなたの場合には役に立つと思いますが、薬と化学物質のアンバランス状態についてちょっとお話ししておきたいのです。化学物質がおそらく私たちの思考や気分、感情などの基にあり、その仲介役であるということは事実ですし、薬物療法によってそのアンバランスが是正され、それで実際に良くなるのだと皆さんが信じていることも事実です。しかし私はその説明だけを信じているというわけではありません。というのは、それによってあなたが本来抑うつや生活を良くするためにすべきことをしなくなってしまうように思われるからです。もちろんこの分野でいろいろな研究が続けられてはいるのですが、私たち精神科医にも、まだまだストレスとそれに伴う化学物質の変化との関係ははっきりとわかっていないのです。もし薬があなたにまったく効かないとなれば、それは事態を改善させるためにあなたにできることはもう何もないということになり、あなたは前よりも無力に感じ、絶望的になるかもしれません。ですから私は薬によってあなたの気分がどう変わるかということだけでなく、その副作用にも注意したいですし、あなたの生活全般のこと、ご主人やお子さんたちとの関係や仕事のこと、そしてそれ以外にもあなたの気分に影響を与えていると思われることがどうなっているか、共に考えていきたいと思っているのです。よろしいでしょうか？

C夫人：ええ、わかります。でもそれは時間の無駄じゃないでしょうか？　私はただ薬を用意していただきたいだけなのです。

C医師：そうですね、診察時間は三十分（または十五分）ありますし、薬のことや副作用のことをチェックするのは五分ですみます。もしよろしければ、今お話ししたような他の問題についていろいろとお聞きしたいのです。そうすればあなたのことがいろいろわかって、すべてがもう少しうまく行くようになると思うんです。

この症例では精神科医は患者に、自分が目的としているのは患者に合った薬を見つけるだけでなく、抑うつとその治療方法についての自分の考え方を理解してもらうことであるとはっきり述べている。最初から薬の服用に対する患者の反応に関心があることを述べており、患者が治療過程を協力的なものとすることについても関心を示している。この最初の診断時には、薬剤や薬剤の選択について、またそれらに起こりがちな副作用について患者といろいろ話し合ってから以下のように進める方法もある。

「もし変わったことがあったり何か変だなと感じたりしたら、それが今日私がお話ししたようなことでなくても電話してください。勝手に何でもないことだなんて思わないでください。もしかしてそれは本当に重要なことかもしれないし、それに同じ薬剤が投与されても人によってそれぞれ反応は違ってくるのです。たとえ出てきた副作用がとても珍しいもので、（各々の患者に配っている）薬の説明書に記載がないものでも、あなたにそれが起こったとすれば、それはあなたにとっては珍しいことでもなんでもないんです。事実がすべてですからね。一つには、すぐさま薬のせいにして服用をやめるなんてことはしないでもらいたいし、反対に、本当はその薬のせいかもしれない場合に薬とは関係ないと勝手に決めたりしてほしくないからです。薬には（抑うつ、混乱した思考、気分の揺れなどに効く）たくさんの種類がありますし、ある薬剤で特別な副作用が起こるようなら、その副作用を我慢する必要はどこにもないのです。まだまだ他に使える薬はたくさんあるわけですからね。だから『変だと思ったり『いらいら』したり、ほかにも何か感じたら、その時は電話してください。そうすればそのことについて相談しながら、解決方法を一緒に見つけていけると思います」

患者に「いつでも電話していいですよ」と言うのを躊躇する臨床医は多い。しかし我々の実際の経験では、診療時間外に電話してきて我々に時間を割かせるような患者はほとんどいない。それに、治療開始の際に連絡しやすく、互いに影響を与え合うことができれば、全般的な服薬遵守においてより協力的な関係が築かれ、良い結果が生まれるであろう。いつでも電話がかけられ、とげとげしい迷惑そうな応対が返ってこないことがわかれば、患者は結局はひどい不安をより我慢できるようになるだろう。患者と共に病気に立ち向かうことが目標であり、そうすれば患者は服薬や用量計画を守るということを覚えておくことが重要である。診療開始の際、まず我々がしなければならないのは、患者が今後の治療がどのように進むのかを理解しているかどうか確認することである。それによって、いかに患者の気持ちを気にかけているかを示すことができ、また患者の感情、心配事、関心事は話し合いに値する重要な経験だという雰囲気をつくりだすことができる。

この過程をもっと分析して、個人としての患者に対する興味や、それゆえ患者との協力関係についての関心を伝えるさまざまな要素を述べてみよう。

●「私」の代わりに「私たち」という言葉を何度も繰り返し使うことで、決定や討論は二人の間での相互的、協調的、協力的な努力の結果であることを示す。（対話）

●患者に、どう感じるか、どのような反応が起こるのかを話してほしいとはっきり伝え、また不安になったり心配事があったりしたら、それについても知りたいということを何度もはっきりと伝える。（「もし変わったことがあったら、……電話をしてください」［薬を服用した時やその後にどのように感じるかを、良くても悪くても知りたいと繰り返して述べる］）

●患者の感じ方と反応が大切なことを確認する。（「何でもないことだなんて思わないでください」）

●患者のことを一個人として考えていることを示し（「人によって……」）、その患者に特有な問題点に真剣に取り組む姿勢を示す。（選択と個性）

●薬剤を服用することは重要であり効果があるが、その薬剤でなければならないということではないと強調する。（「薬にはたくさんの種類があるわけですから」［選択］）

●患者と一緒に問題を解決していく状況を示し、それを手本として示す。（「……それについて相談しながら、解決方法を一緒に見つけていけると思います」［対話と選択］）

対人関係の問題点への関心を保つ

治療の間にも、その過程を協力的に進めていくことを強調できる機会が何度となく訪れるだろう。どの場合も注意深く事にあたり、お互いを尊重する気持ちを確認し、そして患者の自尊心が高まることが望ましい。このような機会は往々にして薬剤の調整や変更の際に起きることが多く、とりわけ薬の副作用が出たり薬の効果が失われたような時が多い。下記の例は対話と選択を強調したものである。

●症例四

Dさんは三十二歳、未婚の職業婦人で彼女自身は軽い抑うつを患っているように見えたが、家族に統合失調症の病歴があった。彼女は数年間、抑うつエピソードに悩み、ひどい時には八週間も仕事を休むこともあった。シタロプラム（citalopram）を四〇㎎服用し、それで半年は調子が良かったが、その後（仕事を休んで家にいなければならないほどではなかったが）また軽度な抑うつに陥った。最初は四カ月間ほど二〇㎎のシタロプラムで良い結果が得られていたのだが、軽度な抑うつ症状に悪化が見られたので六カ月前にシタロプラムを増量した。問題はシタロプラムを五〇㎎から六〇㎎に増やす方が良いのか、それとも他の抗うつ剤に変えた方が良いのか、またはブプロプリオン（buproprion）を加える方が良いのかということであった。患者はD医師が働いている同じ病院でソーシャルワーカーの心理療法を受けていた。

D医師：私たちの選択したものを検討してみましょう。最初は何も効果が現われませんでしたね。でも三週間も抑うつ症状がひどくなってくるのに、よくがんばったと思いますよ。ここで何かすれば、我々二人とも気分が良くなると思います。シタロプラムを増量するか、他の抗うつ剤に代えてみるか、それとも他の薬剤を加えてみましょうか？

Dさん：そうですね、もし何か他に方法があるなら薬を追加しないでほしいのですが。

D医師：わかりました。私も薬は代えないでシタロプラムを増量する方が良いと思います。というのも他の薬に代えるためには、もちろん選んだ薬にもよりますが、（もしその薬がセロトニンを増加させるような薬だったら）シタロプラムをやめてから新しい薬を始めるまでに十日ほど待たなければならないからです。それからさらに三週間も新しい薬が効き始めるかどうか観察しなければなりません。もし今シタロプラムを増やしても、副作用をあなたが充分我慢できるのはわかっているし、増量した結果がどうなるか、すぐに知ることができると思いますよ。

Dさん：薬を増やすのはかまいませんが、心配なのは、薬を増やしても調子が良いのは少しの間だけで、その後で効かなくなってしまうことです。そんなことがこれまでにも二回ありましたから。最初はシタロプラムを二〇㎎飲んだ時で、その次が今回の四〇㎎の場合ですよね。またそんなことになったらどうすれば良いのでしょうか？

D医師：そうですね、これから先もずっと一緒にやっていくわけですから、時に応じて薬を変えたり、他の薬を増やすようになるかもしれませんが、ご心配はいりませんよ。もちろんあなたが薬の種類が多くなるのを嫌がってらっしゃるのはわかっています。そうしたら、どうでしょう、薬を代えてみましょうか？　他にもいろいろ使える抗うつ剤があるのはご存じですよね。

Dさん：それは知っています。でもまず量を増やしてください。しかし効果が現われても、すぐまたもとに戻ってしまうようなら止めたいのです。おわかりでしょうが、いつもうつの症状が現われるとすごく落ち込んでしまって、仕事を休まなければならなくなるのが怖いんです。私も私の雇い主もまたそんなことが起きるのはごめんですからね。もしそのまま雇ってもらえても私に対する信頼感は失われて、重要なことや面白い仕事はさせてもらえなくなってしまいます。

D医師：そうですね。私が目指しているのは、あなたにうつ症状が現われないようにすることです。幸い今回は仕事ができなくなるほどのうつ症状ではないですよね。これは確かに薬が効いていて、少なくともあなたが働ける状態を保っているということです。「生の喜び」とまではいかなくても、注意や集中力を維持する能力を充分保っているのですよ。でもそれが長期にわたれば充分とは言えないこともちろんわかっています。

Dさん：おっしゃることはよくわかりました。いま六〇㎎まで増やすとすれば来週までに薬が切れてしまいますから、今日処方箋をいただきたいのですが。

以上のやりとりは、患者と処方する精神科医の対人関係について数多くの事柄を明らかにしている。この症例では患者はソーシャルワーカーと心理療法も行なっており、「分担治療」を受けていたことになる。しかしたとえ他の場所で心理療法を受けているとしても、薬物療法家との面接でも、薬剤管理に留まらず心理学的な問題点を扱うことになる。精神科医は仕事を続けていけるかどうかという患者の心配に気づき、薬剤の変更をしようとする時にはそれを考えに入れている（「すごく落ち込んでしまって、仕事を休まなければならなくなることが怖いんです」）。さらに精神科医は患者が自分の仕事の質を高く維持したいと思っていることにも気づいている（「でもそれが長期にわたれば充分とは言えないことももちろんわかっています」）。そしてまた、自分と患者が同じ目標を持っていることも認識している（「私が目指しているのは、あなたにうつ症状が現われないようにすることです」）。

このやりとりには、我々が強調しようとしている一般的な対人関係の問題点を浮き彫りにした数多くの事項が含まれている。精神科医は「私たち」という言葉を使う。精神科医は「考えをはっきりとさせ」、患者に選択の種類を示し（「私たちの選択したものを検討してみましょう」）、そして患者にその選択への反応を示してもらう。もちろん精神科医にも自分の意見があるので、これはまったく受身の状態で行なわれているのではないが、精神科医の意見は対話の中に反映され、決して断定されるようなものではない（「……私も……と思います……」）。このようにすることで患者は自分の心配事を述べやすくなり（「すごく落ち込んでしまって、仕事を休まなければならなくなることが怖いんです」）、そして精神科医もその心配事を認識し、患者が悩んでいることが将来どのように扱われていくかについて意見を述べようとする（「…長期にわたったら充分とは言えないことももちろんわかっています」）。

ここでもまた、薬剤を変更すべきかどうか決定するにあたって、症状についての患者の懸念を精神科医が真剣に考えてくれていることに患者が安堵していることが示されている。情報に通じた消費者として扱われれば、患者は治療についての発言権を持ち、それは治療結果について自分自身が支配権を持っているという感覚にもつながるのである。選択を聞かれる過程でも、その選択が最後の手段ではないと保障されている（「他にもいろいろ使える抗うつ剤があるのはご存じですよね」）。これはまた、物事が必ずしも白黒や善悪の問題でないという考えの見本となるものであり、我々が人生で行なうことには数々の選択肢や方策があるという考えを表わしている。診察室の中で対人関係の行動のモデルを示すことができれば、それは患者の社会的関係の残りの部分における対人関係にも応用されていくであろう。

服薬遵守と医師 - 患者関係による協働作用

これまで示したように、このような協力的な取り組みからは数多くの利点が生み出される。実際、特にいくつかの利点を挙げてみることができる。第一に、この協力的な取り組みがあれば、患者が我慢できなかった薬剤を止めたいと話す時に精神科医と争う必要がなくなるということだ。たぶん患者は抑うつ状態で弱っていたり、仕事を続けることについて心配しているのかもしれない。精神科医と争うのは患者をもっと消耗させるだけである。率直な態度を示せば、患者は自分の要望を気にかけてもらっているという確信を持つことになる。第二に、患者が実際にどのように感じているのかを精神科医が知りたがっているという認識が、患者に初期の副作用を耐えさせる助けになるかもしれない。患者は副作用があまりにひどい場合は耐える必要がないことや、それが長期にわたる場合にも我慢する必要がないことを直接知ることになる。それに加えて薬のプラシーボ効果は見過ごせない。プラシーボ効果がどのようにして起きるのかについての特別な見解はないが、薬剤が効くという精神科医の思い入れや、自分の好きな精神科医を喜ばせたいという患者の気持ち、そして精神科医のカリスマ性（そしてたぶん評判）がすべて一体となってその効果を生みだすのであろう（Brown, 1998）。

新しい抗うつ剤や新規の非定型抗精神病薬の出現する以前には、普通に使われていた薬剤に副作用があり、我々の新しい薬剤と比べるとより多くの患者を悩ませていた。例えば三環系抗うつ薬（ＴＣＡｓ）は世界的に使われていたものであったが、その薬の投与期間中、患者は口渇に悩まされ続けたのである（Bassuk & Schoonover, 1978）。また三環系抗うつ薬は特に強い便秘をもたらし、さらに多くの人が軽いものから中程度の前頭部での頭痛を伴った「二日酔い状態（hung over）」に悩まされた（Remick, 1988）。患者は三週間かそれ以上その薬を続けるように説得され、その結果あたかも薬の効果が現われたかのように感じるようになった。しかし患者に関する限り、治療開始後の最初の何週間かで、かかった費用と副作用の不愉快さは患者が経験したどのような治療の恩恵をも帳消しにするものであった。したがって薬剤の効果を容易に経験できるまでは頻繁な電話での対応と薬剤の遵守が必要になった。しかしながら患者が三環系抗うつ薬の治療効果をみせるようになった後でも多くの患者が副作用に悩まされ、前向きな治療効果をあげるためには良好な医師 - 患者関係によって患者に薬剤の不愉快な一面を喜んで我慢させる必要があった。

これをSSRI（選択的セロトニン再取り込み阻害薬）の服用経験を持つたくさんの患者と対照してみよう。この薬では性的な副作用を経験していないかぎり、ほとんどの患者は薬を止めることをためらう！ SSRIは大部分の患者に大変効果的であり、副作用もごく少なく、副作用を全然感じない人も多い。たぶん新種の向精神薬の副作用が「楽な」ものであれば、一見したところ確固たる医師 - 患者関係を発展させたり、それを維持する必要はないようにみえるかもしれない（Feighner, 1999; Steffens et al., 1997）。場合によってはそれもあてはまるだろう。即座に薬剤に反応するような患者の場合には、他の患者と同じ程度の医師 - 患者関係が必要とされないのかもしれない。しかしながら本書で明らかにされるように、確固たる医師 - 患者関係は最初の診察のその時から、たとえ薬剤によく反応する患者の場合であっても、治療遵守や副作用への反応その他に効果をもたらすものなのである。

医師が患者との対話に価値を置いている場合には、副作用に対する反応もあまり気にならないだろう。自分があまり評価されていないとか、みくびられていると感じたり、あるいは単にいらいらしている場合、それは患者のちょっとした言葉の端々への忍耐度が下がっている表われだといえよう。自分の患者が、診療開始時には心細く抑うつ的で不安定であり、自尊心を失っている状態だということを考えれば、患者がほんの些細な副作用ですらうるさく厄介なことと感じるのもよく理解できる。しかしながら、もし患者が我々との対話の中で自分自身のことを前向きに感じられるようになれば、その患者はほとんどの向精神薬治療で避けることのできない不愉快な副作用のいくつかを我慢できるだろう。我々を訪れた患者が毎回いらいらし、失望し、ぶつぶつ言っているようなら、このような出会いの効果はあまり得られないと見てよいだろう。患者はあらゆる手立てを使って診察に来るのを避けようとするだろう。診察に来ても消極的になる患者もいれば、単に薬の服用を止めてしまい、結局来なくなる患者もいるだろう。逆に、騒ぎ立てるような患者がいることもある。たぶん患者は副作用の一つ一つや治療の変化が遅いことについて訴えたり、何とは特定できないたくさんの不満を述べたいのであろう。あなた自身も患者が自分をいらつかせたいのか、それとも注意を引きたいだけなのかわからなくなってしまうだろう。たぶんそうなのだろうが、患者は自分の言うことを聞いてくれないとか、尊重してくれていないと言おうとしているのかもしれない。このような転移と逆転移の問題については本書の第五章で詳しく述べることにしよう。

我々が良い聞き手であるということをはっきりとさせれば、もっと厄介な薬の副作用についても患者が安心して話せる雰囲気を作り出すことができる。例えばＳＳＲＩの服用に伴って生じる性的な問題について話したがらない患者は多い。個人的な性生活について医師と相談したがらない反面、この副作用は患者にとって非常に大きな悩みとなっている。診察室で患者が自分の日々の活動や経験の質や豊富さについて親身に気遣ってもらっているという雰囲気を感じられなかったら、たとえ精神科医が直接性的な問題について尋ねても、その話題は出てこないだろう。心配や気がかりなことがあったり、実際に何か問題が起きていたり、あるいは薬剤を変えたことで自分の行動や関心が伴侶に与える影響を大変気にかけている場合でも、患者は「大丈夫です」と答えるかもしれない。医師と患者の間でこのような話題を取り上げられる雰囲気を作り上げられなかったことが、最終的には服薬がまったく、あるいは不規則にしか守られなくなることにつながるだろう。別の場合では、うつが多少改善されても患者は自分の性的機能や反応が失われてしまったことを気にかけ、哀しく思い、薬剤の効果を充分に得られないということになるかもしれない。

薬剤を服用する必要があると言われた患者が自分のことを「弱い」とか「道徳的にだらしない」などと感じたりすることはよくあることだ。患者が薬剤の服用をどう思っているかについて我々が興味を示さない限り、治療や服薬の遵守に影響を与え得る重要な変化を見逃してしまうだろう。そしてまた薬剤に対する別の心配があっても、患者は恥ずかしがったり無力に感じていたり、自尊心が低すぎて自分の考えや心配事など重要な意味を持たないと思っているために、それを言葉にしないこともあるだろう。患者が抱いているそのような関心や疑問や心配事とは、例えば薬剤に依存的にならないかどうか、抗うつ剤を服用した場合、自分が本当に悲しく感じないのか（悲しくなるようなことが起こっても）、あるいは他の人たちが薬剤についてどう思うかなどということと関係している。確かにすべての患者がこのような問題を持ちだすわけではないし、それがどの患者にも重要であったり関係するとは限らない。このような懸念の中には、直接副作用に関係するものよりももっと微妙で複雑なものがある。それは患者の薬剤一般に対する考えを反映していたり、また患者の周りの人々が精神科の薬剤に対して持っている考えを患者がどのように捉えているかを反映していたりするだろう。我々が重要な手がかりを見失ってしまえば、患者が突然薬を服用しなくなるということにもなりかねない。次の症例を見てみよう。

●症例五

三十三歳の既婚男性で保険外交員の仕事をしているE氏には、典型的なうつ病のすべての症状が現われていた。彼のこれまでの人生はうつ病との闘いであったが、薬の服用にはためらいがあった。それは、薬によって気分が高ぶりすぎて自分のまわりにいる人たちへの思いやりがなくなるのではないか、また薬を常用するようなことになるのではないかと恐れていたからであった。

E氏：でも、先生。もうこんな調子じゃ、やっていけませんよ。

E医師：そうですね。それじゃ、抗うつ剤について私がどのように思っているかをお話ししましょう。この薬は気分を高ぶらせ、あなたを一日中にやにやさせたまま歩きまわらせるようなものではありませんよ。むしろこれは、あなたにとってはある種の安全網だと思ってください。うつ病になると家の中のどこにいても自分が潰されるように思い、じめじめした暗い地下室の隅に追いやられてしまったように感じませんか？　抗うつ剤はあなたが地下に落ちるのを防いでくれます。この薬を飲んでも、それがふさわしい時には悲しいと感じることもできますし、周りの人たちにもちゃんと関心が保て、うまく行けば正も負も含めたすべての感情を経験することもできるでしょう。このように感じられれば「間違いがない」のじゃありませんか？　それからこの薬は習慣性はありませんが、突然止めたりすると症状がひどくなる場合もあります。でもあなたが止めたいと思ったり、我々二人共が止める時期だと考えた時には、注意深くゆっくりと量を減らしていけば難しいことはほとんど無いはずです。我々は一緒にやっていかなければならないのですから、心配事や気がかりな点は私に話さなければいけませんよ。そうすればもしそのような問題が起こっても、二人で一緒になってどうやっていけばよいかを決めることができますから。

情報の共有とプライバシーの問題

患者の生活には他の人々の存在があり、その人たちと我々との関係が治療過程の最終結果に重要な役割を果たすことがある。まず分担治療をする時の問題がある。この場合、心理療法やケースマネージメントはある者が担当し、薬物療法は別の者が行なっている（Rita & Balon, 1999)。ここでは治療に関わった二人の対人関係が、それぞれの治療に対する患者の見方や経験の仕方に重要な影響を与える。もちろん各々の治療提供者の間にお互いを尊重する気持ちがない場合は、両者の不和は患者に利用され、そして／あるいは治療提供者もそれを表わし（Gross-Doehrman, 1976)、しかも自分がしていることの意味を理解していないかもしれない。したがって両者がなすべき第一歩は、それぞれが専門家として何を提供できるかを知ることである。非現実的な期待は、患者と一方または双方の治療提供者との関係に過大の負担となる（Silk, 1999)。最も複雑な例では、治療提供者は非現実的な期待を裏切らないようにしようとして一種のヒロイズムに陥り、意気込みすぎてしまい、複雑でやっかいな生物学的な治療や心理療法、その組み合わせを試みるようなことになってしまう（Main, 1957）。我々はある精神分析医のことを思い出す。その精神分析医は大変症状が重く、初期の退行症状がみられる境界性人格障害の患者を入院させたことがあった。病棟医長が、紹介してきた精神分析医と電話で話して、入院中に精神分析医が必要と考えることは何か尋ねた時に、その精神分析医は真面目な調子で「患者を動けないようにして自傷行為をやめさせることです」と答えたのだった。精神分析医の期待がそのようなものであり、そしてその期待がまず間違いなく、どのような形であれ患者に伝わるというような場合には、この情況がいかに複雑な結果を招くことになるかは火を見るより明らかである。

このことは薬物療法家と、患者を紹介するプライマリケア医や配偶者、両親、その他の家族との関係についてもあてはまるだろう。確かに、先に述べたように重大な性的副作用がある場合には患者の伴侶は薬の服用に賛成しなくなり、これが薬物療法における服薬遵守を多少損なうことにならないとも限らない。たとえ患者が今投与されている向精神薬には他にも種類があることを知っていても、患者の伴侶がそのようなことを知らない場合もある。また伴侶は患者が薬を飲んでいることを恥ずかしく思っていたり、患者に道徳的な判断を押し付けていることもあるだろう。ほかにも患者の上司が仕事の能力に対する薬の影響について――例えば危険な機械を操作する場合のように――薬物療法家に聞きたがることもあるだろう。

この分野はもっと多くの関係者たち、例えば医療／非医療におけるサービス提供者や家族、雇用主、教師たちが加わることでいっそう複雑になってくる。患者の人生に登場するこれらの人たちにとって、我々との関係は一体どのようなものなのだろうか？　この人たちすべてと話し合うという要求に我々が答えて話すことや、少なくとも我々が反応することは、患者や患者のプライバシー、あるいは本章の冒頭でも強調した、自分が重要で唯一無二の人間だという患者の感覚にどのような影響をもたらすのであろうか？　ここでも真摯で前向きでかつ協力的な患者との関係があれば、情報を他の者と共有することからどのような深刻な問題が生じても、それを緩和する助けになるだろうと述べておきたい。もし治療の初期から対話と問題解決に向けての協力関係が築かれているならば、これらの問題にも互いに問題を解決しようという精神で取り組んでいくことができる。例えば臨床医は、薬が患者に与える影響について患者の上司に話すべきだと思われる事柄に関して患者と話し合い、一緒になって最善の方法を考えることができる。また臨床医は、副作用は時間が経てば軽くなること、もしそうならなければ薬を変えるつもりであることを患者の伴侶に伝えるにあたって、その最も良い方法を患者に聞くこともできる。

患者と関わりのある人たちと情報を共有することは、患者に対して主として薬物療法よりも心理療法を行なっている場合にはまた違った意味合いを帯びてくるだろう。しかしここでは我々の目的に沿って、薬物療法についてのみ考えていくことにしよう。薬物療法家が患者と関係のある重要な「他者」と共有できるものといえば、多くの場合、精神薬理的な（言い換えれば単に精神医学的な）治療についての事柄である。これらは診断、薬物療法、薬剤選択、副作用、最終的な予後などに関連したものであって、いわゆる治療の内容や経過として分類されるような問題ではない。とはいえこれらの内容や経過の問題は、より純粋な心理療法の場で発生するように思われるが、人間関係も、そして当然、経過や内容における対人間の問題も、あらゆる種類の治療において生じることを思い出していただきたい。相互対話と問題解決に向けての協力関係が治療開始時から確立されているならば、誰と話すべきか、どのように要求されたか、何を共有するかなどについての対話を始めることができる。他の人たちとの対話に患者も同席するのか、あるいは同席したいと思っているのかなどについても取り上げなければならない。医師は前もって重要な関係者に知らせるつもりの話の内容について見直すことができるが、患者にも質問してもらったり、嫌ならばそう言ってもらったり、ありえそうな情報や話の問題点や課題について挙げてもらうこともできるのである。他の人と話すことについて患者と話し合う時は、最後に、患者が特に話してもらいたくないことは何か、または必ず話してもらいたいことは何かを聞くことになる。さらにその人との面接が患者抜きで行なわれた場合には、医師は次回の患者との面接でその時の話の内容を報告するということをはっきりさせておく必要がある。もし何カ月も面接の予定がないのであれば、特別に面接を設けるべきである。それは患者に内容を知ってもらうためというだけでなく、患者がその内容についてあらぬ想像をかきたてないようにするためでもある。ここでの我々にとっての関心は、医師‐患者間に率直で前向きな相互関係を維持することであるということを覚えておいていただきたい。

症例六

D医師：あなたの上司から電話をもらったのですが、あなたがどうしているか知りたがっていましたよ。それで私はまず先にあなたと話したいと言ったのです。彼女はあなたが私の所に来ていることを知っていますよね。心配事があって落ちこんだあなたがまず彼女の所に行って、そして彼女が私の所にあなたを紹介したわけですから。でも彼女に話す前に、あなたの方で彼女に知っていてほしいこと、あるいはそうでないことがあるか知りたかったのです。彼女に何を話すつもりか、私があなたに話し、それをあなたがどう思うかがわかれば、またそれを二人で納得のいくものにできますよね。そうすればあなたも、私と彼女の間で何が話されるかがわかるでしょう。もちろんあなたが同席することも可能ですよ。もし電話でということになったら、別の電話でその話し合いに参加することもできます。あるいはそうしない場合でも、次の水曜日にあなたとお会いする時にどんな話をしたのかをお伝えするつもりです。いかがでしょう？　質問とか気がかりなことがありますか？

この種の問題に関する、断言というより対話というようなものは、お互いのやりとり、問題解決、そして尊重しあう関係を育て上げるだけでなく、患者にとって対人関係がどのようにお互いへの敬意や問題解決に向けて形作られていくかの良い手本になる。それはまた、いかに二人の人間が、考えられる違いや意見の相違を克服することができるか、いかに他の人の見解に耳を傾け、それに対する互いの意見を聞くことを学び、変えることができるか、そしていかに妥協点を見出し、それに従っていけるかという手本が示される機会でもある。

●症例七

G医師：あなたの上司が私と話したがっているということを最初に持ち出した時、あなたは「だめだ」としか言えませんでしたね。そのことについて話すのをやめないなら、あなたは他の医者に行くとまで言いました。それで私は、あなたが私の話すことを喜んで聞いてくれるなら、あなたの考えも喜んで聞きましょうと提案して、その通りにして、二人であなたの上司とお会いしたばかりです。彼女は会社側はあなたのことをずっと見守っていると言って元気づけてくれましたね。実際、彼女は自分の妹もうつ病だったと話してくれました。私とあなたもお互いに充分相手のことを聞くことができて、話し合いをするかどうか、それをどのように行なうかを決めることができました。ただ、あなたには今回みられたような最初の反応や対応が他の状況においても同じように起きるように思います。つまり自分が何かを決めると、それについて他の人の意見を聞きたくなくなってしまうのですね。それでもしあなたがよければ、このことについてあなたの心理療法をしているH博士と来週の面接時に話し合ってみてはいかがでしょう？　きっとあなた自身も良かったと思えると思うのですが。もしそうされたなら、その話し合いがどんな様子だったかを聞かせていただけるとうれしいのですが。

このように医師としての個人と患者との関係に配慮し、これを発展させ、そして注意を払うということは、それが患者が他の関係を築いたり、より良くする際の手本になるというもう一つの利点を生む。このことがどの治療においても重要な局面であると言えるのは、特に我々の患者の多くが、しばしば障害の二次的結果として対人関係に悩みを抱えているからで、これがまた別の場合にはおそらく第一のストレッサーとして症状を進行させ、重要な影響を与えていると思われるからである。現在の精神医学的な問題がどういう状況であれ、あるいはそれが困難な対人関係とどんな関係にあるにせよ、数多くの研究から明らかなことは、対人間のストレスが現在の精神医学的な問題を生じさせ、助長しているということである（Kendler et al., 1999）。このことからも、対人関係の事柄をうまく扱い、それをよりストレスの少ないものにすることができれば、将来的な病気の再燃がひどくなったり頻回になるのを実質的に軽減することができるであろう（表1-1参照）。

結論

高度な分子生物学的な事象の一部として、ある一定の薬剤が一定の分子構造や神経伝達物質、化学反応に与える特殊な効果が近視眼的に着目されて性急に取り扱われているこの領域においては、我々はいったん立ち止まり、いったい何が精神医学を特別なものにしているのかを思案してみる必要がある。精神医学の独自性は患者の人生への心理学的アプローチに由来する。生物学的な障害に注目するしないにかかわらず、その障害の患者の機能全般に与える影響は、その障害の経過や結果に影響を与えるであろう。さらに精神医学においては患者が精神障害を持つこと、もしくは少なくとも精神障害とレッテルを貼られることについてどう思うかを常に考慮する必要がある。我々が精神科医として決して忘れては

表1-1　薬剤処方の場で対人関係を確立し高める方法

1. 医師 - 患者関係を正しく認識し理解することが精神科医という職業の重要な信条であることを忘れない。
2. 最初の診察で，症状や特別な診断以外にも患者について知りたいということをはっきりさせる。これは最初の診察に，充分な時間をとることを意味し，そうすれば単に症状や診断に限らない話し合いができる。
3. 患者の“脳内化学物質のアンバランス状態”のあるなしにかかわらず，他のことにも興味があることを伝える。
4. 患者は薬剤に対する副作用と同様，その効果という点においても一人一人が違った反応を持つということを強調する。
5. 実際の薬剤処方時には，患者に心配事や関心事，副作用について予約外でも相談できることを知らせる。
6. 実際の薬剤処方時には，患者の薬剤効果への期待の現実的な面と非現実的な面をはっきりとさせるようにする。
7. 実際の薬剤処方時には，患者にこの薬剤の効果が見られないようなら他に選択できる薬剤があることを知らせ，この対話の中で協力という考えを高めていく。
8. 処方の過程に関する情報を他の医師や家族，上司，または他の人々と共有するかどうかという問題では，患者とそのことについて話し合い，話せることと話せないことについてと同時に，その対話の形式や場所についても患者の情報を求める。
9. 処方の過程では，できるだけ「私」ではなく「私たち」という言葉を使う。
10. 診療の場で作られた対人関係の形は，患者の生活における他の場所で，患者の対人関係の良い手本となり得ることに留意する。
11. ほとんどすべてのお互いの対話の内には，患者に対し次のことを心掛ける。
    (a) 自分の人となりや自分が考える医師や精神科医像を知らせ，(b) 心理教育で思いこみを取り除き，(c) 対話し，(d) 選択肢を強調し，そして，(e) 薬剤を服用することやその後について，良くても悪くてもどのように感じているか知りたいと繰り返し述べる。

ならないことは、ほとんどの人々にとって他の人との関係が最も重要な事柄だということである。我々が人に治療を提供するということは、我々が対人関係という世界に入ることを意味している。その点に関して我々がいかに行動し、対人関係についていかに考慮、思案し、どのように関わっていくかが、患者や患者の病気に非常に大きな影響を与えるだけでなく、患者自身が対人関係を築く際の手本ともなるであろう。

この章では薬物療法の実践における医師 - 患者関係のあり方を考え、自分のレーダーで「実際に」検索する重要さに関連した数々の問題に触れてきた。しかし最終的な目標は定めておく必要がある。とはいえ無理に患者に関心を持とうとしたり、自分と患者との関係に興味を持とうとしても難しいものがある。そのような態度や姿勢はさまざまな状況で生じる。まずは他者に対する真摯な敬意と理解が必要である。次に、患者が我々に示す感情やジレンマに耐えてそれを理解することで、我々の方でも患者が決して仮病を使っているのでもなく、碌でなしでも怠け者でもトラブルメーカーでもないという考えを維持することである。彼らこそ自分でできる限りのことをしているのであり、外見はどうであれ自分たちにとって特別に困難なストレスの多い状況の中でがんばっている人々である。これらはすべて病気とは関係なく、この人は誰なのか、診察室で目の前に座っているこの人は一体誰なのかということを素直に我々に思い起こさせるものである。他の人への敬意や正しい理解を前提にこのような考え方をすれば、我々の他の人々との関係も、それが患者であってもなくても、必ず思慮深く取り組むことができるであろう。

何十年も前には、ほとんどの精神科研修医は何らかの個人的な心理療法を受けるように求められた。しかしその後、精神医学が変化し、患者の心理療法に重きを置かなくなったため、我々は心理療法や心理学的治療が我々自身にとっても有用であるという考えを無くしてしまったようだ。精神科の実習でこのような考えをまた制度化しようと提案するわけではないが、精神科医や精神保健に携わる人々がみな互いに尊重しあって仕事をし、相手を個人として正しく理解しているかどうかを確かめるべきだということは強調しておきたい。果たして我々には、他の人も我々自身も持つ大変難しい感情に診察室で向き合っていけるだけの能力があるのだろうか？

ここで述べたように、たとえ患者との接点が服薬管理に限られる場合でも、我々が対人関係に注意を払わなければならない理由を数多くあげることができる。第一に、おそらく最も重要で根本的なことだが、我々の職業の特徴というのが対人関係の研究だということだろう。たとえ現在の主流が生物学的機構や病態生理学におかれているとしても、我々は精神医学という職業の基本的な信条から目をそらすわけにはいかないのである。第二に、いずれの出会いも、それは二人の人間の間での相互作用と考えるからである。第三に、治療の早い段階で相手への尊重と協働という雰囲気が確立されれば、後に起きる難しい問題にも率直で互いに敬意を払った対話を行ないながら取り組んでいける可能性が高まるからである。このようなやりとりが、合意の得られた薬物療法でその遵守を高め、副作用への不満を減らし、また互いを尊重する対人関係によってもたらされる充実感や薬物療法の効果に伴う満足感を生み出すことになる。そして第四番目として、このようなやりとりが患者にとって、他の人たちとの対人関係で手本

表1-2　薬剤処方で医師-患者関係を考慮する利点

1. 患者の我々の職業に対する敬意を高め，我々の患者に対する敬意と理解を深める。
2. 薬や処方の過程に関する困難や心配事を率直に話し合えるような基礎を築く。
3. 医師と患者の対話が増えて薬剤遵守を高めることになる。
4. 患者の自尊心を確立することで，薬剤の効果を高め副作用への忍耐力も強化する。
5. 対人関係の手本が示され，患者がそれを他の対人関係の場で応用できる。
6. 薬剤処方や薬剤を貰うために診療に来る時に患者が感じる全体的なストレスを減らし，結果的に，患者の生活の全般的なストレスを減らす。

になるということである。それはまた逆に、対人関係やその他の生活でのストレスを減らし、場合によっては精神疾患の経過に影響を与えることも考えられるだろう（表1-2）。

クビーはその著〝The Retreat from Patients（患者からの退却）〟（Kubie, 1971）の中で、精神科医であることと、精神医学の事実を学び、さらに精神科医になる過程を学ぶこととは別ものだとしている。彼は、精神科の真の病名がついたすべての患者に効果的な医療で治療するための必要な知識があれば精神科医であることはできるし、薬剤処方に関する細かい知識やどの薬剤を処方すべきかがわかるようになるのに特別な技術や共感は必要ないと言っている。しかしクビーは次のことを説明している。単にその知識を患者に用いるだけでは、たとえ治療がうまくいったとしても、それは我々が精神科医になることには繋がらない。たとえ我々が充分な意図と目的をもち、事実上の精神科医であってもそうである。彼によれば、相互の（すなわち医師と患者の）関係を作り上げ維持していこうとするなかで、患者と共に座り共に闘い、そして患者の感情や表現、葛藤、恥辱感、苦痛、自尊心を支えることによってのみ、我々は真に精神科医となることができるのである。精神医学の実践に特異的なことといえば、それは我々が寛容で思慮にとみ、実証に基づいた方法で我々の職業の純粋に科学的な側面を実践しようとする一方で、医師 - 患者関係を作り上げ、それをより高めていくことに興味を抱き、注意を払おうとする点にあるだろう。

第二章　効果的な治療同盟の形成

ジョナサン・M・メッツル（Jonathan M. Metzl, MD）

●症例一

いつものようにF医師は二十分遅れていた。予約を取り過ぎ、それに追い立てられ、一日の仕事を充分にこなすだけの時間が取れたためしはなさそうだった。患者のジーナ・Bと会うために診察室に入りながら、彼はもうすでに順番を待っている他の多くの患者のことを考えていた。ジーナ・Bは三十六歳の編集者で、プロザック（Prozac）での治療を始めており、この日が二度目の診察であった。

「それで、薬の具合はどうですか？」F医師はカルテをぱらぱらとめくりながら聞いた。

「あまりはかばかしくありません」ジーナ・Bは答えた。「まだ落ち込んだままです。それにプロザックを飲むと気分が悪くなるのです。私にはプロザックは合わないのかもしれません」

「そんなことはありませんよ」F医師は答えた。「最近の薬は効果が高いですから。でも効くまでに少し時間がかかるんです。それに副作用もたいてい数週間でなくなります。用量を増やしてみませんか。すぐに気分が良くなりますよ。薬局に言っておきましょう。夕方頃には処方箋が出ていますから」

「ありがとう、先生」

「どういたしまして」

そしてF医師は次の患者に移った。

この章では処方の場における治療同盟について詳しくみていくことにしよう。患者と処方医との間主観的な関係は、薬剤が関係する場合には二義的なものとみなされるかもしれない。しかしジーナ・Bと精神科医との相互作用を考えてみると、F医師の提案はたとえそれが医学的に正しいものであっても、そのそっけない態度ゆえにジーナにとって受け入れがたいものとなるであろうことは想像に難くない。薬剤は面接の際の主要な論点となり、治療の焦点となり得る。先の例をみると、薬剤は問題に「働きかけ」、回復への「助け」になるものとして話し合われている。薬剤は「効能」「効力」のあるものと考えられており、それゆえ処方者は暗にそれをただふりわける者としてしかみなされていない。このような過程では、臨床の場に参加している者たちは自分と薬との関係のみに焦点を合わせ、お互いの関係には目を向けないまま終わってしまう可能性がある。医師は処方し、患者は薬を摂取する。このような図式が意味するのは、薬が作用するのであって人は作用する必要がないということである。これは言い換えれば、すでにプロザックと話し合っているのであれば、人が互いに話し合うことに意味があるとは思えないということである。

しかしながら薬剤の真価と効能は、患者 - 医師関係の中で考えられなければ失われてしまうものである。確かに患者の気分を改善する薬剤は苦痛を緩和したり除去することで両者の同盟を強固にすることができる。しかしこのような利点は患者 - 医師間の対話としてより、はるかに大きな意味で人間の対話の構成要素として認識される必要がある。

さて、医師 - 患者間の治療的な結びつきに注意を払うことがなぜ重要なのだろうか？　ロバート・C・スミスは、〝The Patient's Story（患者の物語）〟という著書の中で次のように論じている。治療関係は、「基本的にケアを保持するものである。すなわちこの関係は、患者の体温、血圧、心拍数と同じように、目を離さず継続的に監視されなければならない」(Smith, 1996, p.151)。実際、処方する医師と患者との治療の絆は、服薬維持（第四章参照）やその継続管理のような薬物療法でのはっきりと目に見える所に影響を与えることができる。そしてまたこの絆は、患者と医師によって同じように経験される尊敬や信頼、あるいは安心感のような治療では目に見えないようなところにも影響を与えることができる。医師と患者の強い絆があれば良い結果が生まれる可能性を増やし、複雑な状況下でも——例えば厄介な副作用や無反応など——それを切り抜けて行くための基礎が築かれるものである。双方の関連性を調べる調査研究では、患者と治療提供者との感情の絆は治療の成功を占う指標となることが示されている。この「援助同盟」は最初の的確な治療介入と明らかに相関関係があるもので、心理療法ではこの同盟が理論上のアプローチ方法や特別な臨床技術と同じくらいその結果に影響を与えると論じられてきた（Crits-Christoph et al., 1993; Luborsky et al., 1985）。最初の診察で「理解され、満足した」と感じた患者は二度目の診察に来ることがずっと多くなる（Zisook et al., 1978-79）。逆に同盟がうまくいかないと心理療法を早い段階で止めることにもつながる（Magnavita, 1993）。結局のところ、医師 - 患者間にコミュニケーションが不足していたり、ほとんどないという場合には、患者に不満足を与えることに始まって、訴訟の可能性が増すような結果にまで及んでしまうかもしれない（Riba & Balon, 1999）。これらの報告は要するに、たとえどんなに個人の感情を交えない臨床場面での出会いであっても治療の絆への注意を払うことが重要であることを示しており、そして情報交換に留意しなかった時の危険性にも警告を与えているのである。

この章の残りの項では、治療同盟、つまりもっと的確には治療における協力というものを簡単に定義し、臨床における相互作用に対するその重要性を述べていこうと思う。それからこの同盟に脅威を与えるものは何か——患者と医師とのコミュニケーションが壊れる問題点——を四つのカテゴリーに分けていく。すなわち、㈠患者からのもの、㈡医師からのもの、㈢治療システムからのもの、㈣そのシステムを生み出した文化に根付いているもの、である。この四つのカテゴリーは精神薬理学における相互作用のさまざまな構成要素をより良く理解するのに役立つことであろう。これは決して気の遠くなるような難しいものでなく、このようにカテゴリー分けすることによって、治療関係でよく言われる医師と患者の親密な絆を築く妨げとなる側面を概念的に説明し、観察することが可能になるのである。各項の最後にはコミュニケーションを強化する方法が述べられている。

処方における治療同盟

「治療同盟」という考えは、かつては暗に大変特有な力関係を意味していた。例えば初期の精神分析の考えでは、患者と医師の間では情報交換についてはっきりと一線が引かれていた（Freud, 1913）。患者は自分が何を喋っているかをほとんど意識していないと信じられていた。その一方、医師の方は聞いて理解し、最終的には解釈したのであった。しかし現在の理論家たちは、治療同盟のことを医師と患者の両方が担う協力関係であると表わしている（Hatcher & Barends, 1996）。ここで述べる協力とは、治療環境での働きかけと人間関係の両面に加え、臨床の場における二人の人間の間での交渉したり相互に歩み寄ったりしていく過程をも意味している。

この後者の定義は、現代の医療文化の中での処方箋を書くという活動をとりまく相互作用を考える時には大変役立つものである。確かに医師は治療の過程に大きな影響を及ぼしている（以下の医師についての項参照）。しかしながら患者も決して受身で待っているだけではない。それどころか彼らはこの過程においてとても活動的な参加者となり、治療提供者を選択したり、テレビや人気のある雑誌、インターネットで薬剤についての情報を得たりしながらその力を増してきているのである。医療や一般の文化でこのような変化が起こるにつれ、相互の交渉に基づく選択肢や解決策を含むモデルがはるかに効果的になっていくであろう。

しかし多くの臨床医が知っているように、治療の過程において治療同盟へ注意を払うことは最もおろそかにされている側面なのである。診察室を訪れる間隔がどんどん開いていく一方、治療の時間はますます短くなっている。多くの患者は代わりの治療者に診察されることになる。そこには同盟形成に必要な内省のためのきっかけどころか時間さえもみあたらない。しかしこの章の残りの部分では、医師はこのような障害があるゆえに――あるいはあるにもかかわらず――患者との相互作用での細かい事柄に注意を払っていかなければならないということを明らかにしていきたい。

効果的な治療関係の構成要素

どのような形の治療関係が効果的な情報交換に一番適しているであろうか？ それぞれの患者がそれぞれの臨床場面でさまざまな関係上の方略を必要としているので、これを一般化することは多分に難しい問題である。しかし一方、現代の心理療法では、間主観的な対話の観念に基づいた一連の関係ガイドラインが提供されている。この間主観性という概念はお互いに尊重しあった個人間での両方向の対話を意味するもので、患者との有意義で良い結果をもたらすような相互作用を心に描いている処方医にとっては役に立つものである。確かに処方の際の相互作用にはさまざまな側面があり、それらは独特で、いくつか重要な点において心理療法とはまったく異なったものとなっている（精神薬理学に特有な複雑な要素についてはこの後の項で述べる)。しかしそれでも、心理療法と同じように精神薬理学の相互作用も、その核となるものは部屋の中の二人の人間の間で行なわれる話し合いである。したがって臨床医は、一番有意義な相互作用は、互いに築き上げた、力を与えてくれる対話の中で双方が影響を及ぼしあうものだということをいつも心に留めておかなければならない。もし患者が意思決定の過程に加わることができれば、命令のように医師から「何々しなさい」と言われるよりも、はるかに自分を自主的な参加者として感じられるようになるであろう。

ここで簡単に、患者と医師の間の重要な間主観的同盟形成の例をいくつか取り上げてみよう。これは精神医療の臨床場面における人間関係について、対照化による結果研究で記述されたものである。これらの例は薬物療法での相互作用を考える際にも役立つガイドラインを提示している。例えばモーガンら(Morgan et al., 1982) の結果研究は、臨床医と患者の治療の絆をペン治療同盟促進度評価スケール(Penn Helping Alliance Rating Method) を使って評価したものである。彼らの報告は薬剤の作用も考慮に入れ、有意に好結果をもたらすと考えられる一連の関係の特徴を明らかにしたもので、このような特徴を持たない二つの相互作用と比較したものであった。モーガンらは最も良い結果をもたらす心理療法の基本的な特徴を二種類に分けたのであるが、各々が間主観的な治療協力での重要な側面を明らかにしている (表２‐１と表２‐２)。この区分を用いて、処方における相互作用のためのいくつかの重要な警告や戦術を考えてみることにしよう。ここからはしばらくこれらの、また別の警告について述べていくことにする。

薬物療法では多くの場合、臨床での対話のあり方は多種多様な関連要因に基づくが、それらを薬剤および患者と臨床医との間に生じる改善から親密にまで至るさまざまな結合性に帰すことができる。患者は晴れやかになった気分について、「ゾロフト（Zoloft）が効いているので、この次も同じ薬を電話で処方してもらえますか？　仕事がすごく忙しいので、ちょっとこちらに伺うのがむずかしいのです」と言ってくることがある。また同じように症例一ではジーナ・Bの症状は「プロザックのせいで」起きたと説明されている。これが充分正しいとしても、このような推論によって診察室での話し合いや治療協力のための対話は失われてしまう。さらにこのような話は臨床医と患者の絆というものについての話し合いを回避させ、他のことに置き換えてしまうものである。

〈戦略〉

支持的な枠組みを用いて、臨床医は薬剤の効果についての患者の意見に言及し、間主観的なプロセスの例を指摘することができる。例えば回復したという患者の主張を額面通りに受け取る代わりに、その患者にとって回復とはどういうことなのか、もう少し考えてみるように言っても良いだろう。「気分が良くなられたようで嬉しいです。今はもうそれほど辛くはないようですが、以前は何が原因であんなに気分が悪かったのか、ご自身で気づかれたことはありますか？」また同じように、「どんな具合に前と違っているかについて話していただけますか？　今は気分も良くなったようですが、これから私たちは何を目標に治療を進めていくのが良いとお考えですか？」などと聞いてみることもできるだろう。治療

表２-１　タイプ１：援助同盟

タイプ１は援助同盟である。これは患者が臨床医を，思いやりがあり，助けになり，支えとなると経験することに左右される。その主要点は，

1. 患者は臨床医が思いやりがあり，支えとなると感じる。
2. 患者は臨床医が洞察と改善という共通の目標で助けになっていると感じる（患者自身の努力や能力で変わったと示すことはない）。
3. 患者は治療によって変わったと感じる。例えば自分自身を「良くなった」とか「心配が少なくなった」と表わす。
4. 患者は心理療法家と気持ちが通じ合っているとを感じる。すなわち患者は理解され，受け入れられていると感じる。
5. 患者は心理療法家が自分を尊敬し，尊重していると感じる。
6. 患者は問題を克服するように自分を助けるために，治療過程が大切であると確信していることを伝える。

表２-２　タイプ２：作業同盟

タイプ２は作業同盟である。これは患者の妨げとなっているものに向かって共に闘っているという感覚を基にしたものである。大切なことは，互いに責任を分かち合って治療目標に取り組んでいくことと，患者が臨床医をパートナーとして感じる力があるかどうかである。

1. 患者は臨床医と共にチームの一員として，お互いに努力しながら取り組むことを経験する。
2. 患者は自分の問題の原因について同じ考え方を共有する。
3. 患者は自分の行動を理解するにあたって，臨床医とだんだんと協力できるようになるという確信を表わす。

実際，患者は特に理解する手段に関しては臨床医と同じような能力を示す（これは，患者が臨床医の助けなしに，すなわち自律的にそれまで共に行なったことを自分自身のためにできるようになってきていることを示している）。

出典：Morgan et al., 1982

過程に注目することは多くの場合、治療の絆を高め、患者の治療過程に対する理解を深めることになる。

ある患者に対して薬物療法のやり方が確立されてしまうと、医師と患者の関係は需要と供給の形式的なパターンに陥る可能性がある。治療の相互作用がずっと以前に終わってしまっていて、患者が薬を「依頼し」、臨床医が処方を「電話で伝える」というもので、この章の最初の症例で取り上げたのもこの例である。このような種類のやりとりは患者に、互いに尊重しあった関係に寄与したという意識よりも「医師の指示に従った」という気持ちを抱かせてしまうのである。

〈戦略〉

場合によっては臨床医は患者をお互いの意思決定のプロセスに参加させるべきである。ごく普通に起こり得る問題を扱う方策については、そのような問題が起こっていなくても、臨床医はそれを患者に教えることができる。同様にある程度は臨床医は治療の最終目標を定めることができ、それに到達するためのやり方を患者に指導することができる。例えば薬剤を増量する際に次のように言っても良いだろう。

「吐き気やいらいらはよくある副作用です。そのようなことが起こったら、私はいつも患者さんに薬の増量をもう少しゆっくり行なってくださいと言っています。患者さんたちは自分自身の反応のパターンがわかっていますからね。私たちの目標は二週間で四〇㎎までもっていくことですが、どんなペースで増量すべきかは私よりもあなたの方がよく判断できると思います。ですからここ何日間か、

表２-３　生徒，研修生，研究生による単独の臨床面接で認識されなかった共通の感情とその結果としての行為

臨床面接後に明らかになった認識されない感情

共通なもの

・抑制を失う，心理的な題材について述べる，不快を表わす，患者を傷つける，などの恐れ
・特別な個人的な問題（例えば，つらい離婚を思い出す）
・面接という行為を行なう不安

共通でないもの

・性的な感情，生物医学的データを好む態度，怒り，関わり合いになる恐れ，患者からの脅迫，力量不足，軽蔑
・患者との同一化

患者との面接中に観察された認識されない行動

共通なもの

・患者および面接を支配しすぎる（例えば，不適切に話を中断したり主題を変更する）
・心理的な題材（例えば，死，孤独，無力など）を避ける
・見かけだけの行為（例えば，過度の元気づけ，過度にうちとける）
・受動的（例えば，統制も方向性もなく，消極的で，無関心）

共通でないもの

・性的誘惑
・批判的，威嚇的，受動的攻撃性
・敬意や感受性に欠ける
・引きこもり，関わりを避ける

出典：Smith, 1996, p.155

そのような副作用に気をつけながら用量を増やしてみてはいかがでしょうか？　いつ二〇から三〇、三〇から四〇㎎へと増量するかはあなたにお任せします。それはあなたの反応しだいです。もし何か問題があるようなら電話してください。そうでなくても数週間後に具合を確認するために会うことにしましょう」

患者‐医師間の治療同盟を複雑にするもの

以下では、患者と医師の間で薬剤が話題になった時、どんな場合にコミュニケーションがうまくいかなくなるのか、それを認識するための方法に焦点を当てることにする。

効果的な同盟を築くためには、臨床医は臨床の出会いで生じる複雑な事態、特に良い結果をもたらす結びつきを形成する際に障害となりがちなものに敏感に気づけるようになる必要がある。この章の残りの部分では、処方における関係でよく起こりがちな問題について、その要因を次の四つに分けて考えてみる。すなわち患者からもたらされるもの、医師からもたらされるもの、医療システムから生じるもの、文化から生じるものである。各項目はそれらの難問を扱うための戦略で締めくくることにする。

㈠患者

対人関係の結びつきに対する患者の抵抗を理解することは、長い間、精神医学の治療において欠かせないものとされてきた。薬剤の評価という文脈においては患者の抵抗にはいくつかの要因が考えられるであろう。以下に例を示す。

●症例二

ジョシュ・Mは二十一歳のコンピュータ・プログラマーで、精神科の診察を受けるようにとプライマリケア医から紹介されてきた。診察記録によれば、ジョシュは「社会的に次第に孤立し、引きこもりになっており、抗うつ剤での治療を拒んでいる」とのことである。最初の診察では、ジョシュは自己の考えに捕われており、防衛的で、「来るように言われたから来ただけです」と弁明した。面接の間じゅう彼は精神科医のことを言うのに「頭の汲み取り屋（head shrinkers）」や「キチガイ医者（control freaks）」という軽蔑的な言葉を使っていた。それ以外では彼は能力があるように見えた。彼には精神病や躁病の兆候は見られなかったが、若干うつ状態にあるようだった。しかしジョシュは彼の言う「感情質問」――すなわち自分の感情の状態についての質問――に答えるのが大変難しいようだった。自分の気分を「良い」とは言うが、それ以上詳しく述べられないのである。そして話が薬物療法のことに及ぶと彼は著しく気が動転して、「どんな薬も飲むつもりはありません」と言い張った。

㈡症状がコミュニケーションを制限する場合

言うまでもなく、多くの精神疾患ではその症状のために患者と医師のコミュニケーションが大変難しくなるということを理解することはきわめて重要である。ときには病気の特質のために患者が関わり合いを拒否することもある。例えば症例二のように統合失調症の初期症状を示す若い男性患者であれば、医師に対して強い懐疑心を抱くということもあるだろう。そのような兆候を見分けることは、患者が自分の考えを内に秘めようと必死になっているので大変難しいかもしれない。加えて、プライバシーを守ろうとすることもこの病気の必須条件といえるだろう。そして衝動性や妄想、幻覚などの症状も臨床での対話の大きな妨げとなる可能性がある。

また症例二に考えられる別の可能性でもあるが、軽度から中程度のうつ病の患者にはもっと軽い程度のコミュニケーション障害が見られる。うつ状態の人はいらいらして、無気力で、憔悴しているように見えるだろう。一方、不安障害は――ジョシュ・Mに考えられるまた別の診断であるが――、患者を無口にさせ、引きこもらせることがある。これは多くの場合、厄介で混乱をもたらす症状に患者が回避や防衛的な手段で対処しようとするからである。

以上のような疾患やまた別の病気に悩む患者は、希望の無さ、無気力、低い自己評価といった兆候が見られるため、「私は苦しいのです」とか「私には助けが必要です」のように一人称で語ることがきわめて困難になっている。これらの例や他の多くの例でも、第Ⅰ軸と第Ⅱ軸の診断による影響は、それらが対人関係の結びつきに与える影響によって明白にされている。患者は自分自身の身体や感情の状態について、その重要な側面を関連づけて考えたり言い表わすことができないように見える。あるいはよくあるように患者は――直接に視線を合わせることを避けたり防衛的な身振りをしたり――微妙な非言語的な合図で不快感や治療への協力ができないことを知らせている。

簡潔に言って、病気の症状に端を発するどのようなコミュニケーションの問題も、強力な同盟を形成する可能性を制限してしまうことになる。そのため綿密に病歴をとったり精神状態を診察することは治療の必須要件である。ジョシュ・Mのように防衛的な態度や懐疑心が臨床医との結びつきの邪魔をしている患者には、その過程も難しくなるだろう。さらに事態を複雑にするのは、患者が他の臨床医から薬剤の紹介を受けてきた時にすでに何らかの思い込みがあることである。ジョシュ・Mが面接で述べたように、「どうしてこんなにたくさん質問されるのかわかりません。私にどの薬を処方するようにと私の医師が言いませんでしたか？」ということになるだろう。

このような問題について、これからしばらく述べてみることにする。

①精神力動的葛藤

薬物療法の核となる要素には、指示に従ったり副作用について表現する能力などがある。それらは先述の第I軸診断からくる認知能力への影響による困難に加えて、長期の性格学的あるいは精神力動的な葛藤によっても妨げられる。このような葛藤は、とりわけ精神科医が患者との協働的な関係を築こうと努力する際に障害となる。例えばジョシュ・Mが薬剤に対して見せた抵抗は、彼の人生の他の局面でも現われているはずのもっと大きな問題――権利欲求、脆弱な自己感覚、抑制されたい欲求、権威に対する対抗心など――を意味しているのかもしれない。しかしこれは、権利欲求や対抗心、あるいは別の精神力動的問題が薬剤によって治療されるべきだと言うものではない。むしろ臨床医は薬剤がこれらの問題が行動化される際のシンボルになり得るということを理解しておかなければならない。さらに臨床医はこれから提供しようとする治療的介入の性質や種類について決定を下す際には、このような対立が存在することを念頭に置いておくように努めなければならない。

例えば、権威に対する患者の対抗心が医師だけでなく処方された薬剤に向けられることもあるだろう。しばしば薬剤はこのような抵抗が起こる便利なはけ口以上の役目を果たすこともある。そのような感情は実際の臨床場面に限らないだろう。表面的には些細なことであるが、薬瓶に記された臨床医の名前や「権威ある」治療計画までもが臨床における相互関係の対立的で困難な局面に加わり、治療同盟の形成を極端に妨げることになる。それらが治療遵守から治療結果にまで及ぶさまざまな要因を左右する。

②非協力

最終的に重要なことは、他のどの関係でもそうであるが、外来患者との関係でも双方の関与が必要だと認識することである。継続的な努力がなければ、たとえ最善を目指した治療的介入であっても効果なく終わってしまうであろう。確かにそのような努力を払う責任は大部分が医師の肩にかかっている。しかし患者にも治療協力に対する同様の責任があるということを理解することが重要である。多くの研究で、治療同盟に積極的に貢献したと評価された患者は心理療法において良い結果を得たことが示されている（Luborsky et al., 1985）。一方、患者が臨床の関係で「治療環境に否定的な態度」を示したり、

「同盟を維持しようする治療者の努力に折り合いを見せない」――敵意をあらわにすることから、引きこもり、非協力まで――場合には、患者ははるかに治療の恩恵を受けにくくなる（Marziali et al., 1981）。これらの要素は「純粋な」心理療法と同様、薬物療法でも際立ったものである。なぜならばどちらの介入方法も、ある患者には疎外感や非人間的な感じを与えるものとして経験されるからである。多くの患者は薬剤について、例えば「中毒」や「依存」といった懐疑的なイメージを初めから抱いている。精神病に対する偏見が改善されたが、このような感情は向精神薬の場合、それが多くの患者にとっては否定的な意味合いを帯びたままであるため、特に目立つものとなるであろう。

〈戦略〉

まず最初に、臨床医は正しい診断を行なうことに集中すべきである。薬剤への抵抗が第Ⅰ軸の病気に現われた場合には、その状態が適切に扱われ、治療されるかどうかを確かめるために適切な手段を採る必要がある。しかしここで注意しなければならないのは、たとえどんなに極端なケースであっても薬剤を処方することが治療関係を決定するものではないということである。むしろ薬剤を処方することは常に治療的な相互作用の一要素として考えられるべきものである。

③期待、ためらい、抵抗

先に述べたように、治療同盟に向けての精神分析的なアプローチの基本的な目標は、相互作用や関わり合い、そして終局的には親密さに対する患者の抵抗について、患者自身が理解しやすくなるよう手助けすることにあった。精神分析の診察室では、分析医の機能は患者が安心して自分の内奥にある考えを明らかにできる環境を提供し、時に患者が気づいていない思考パターンや洞察を指摘することであった。薬物療法での相互作用における医師の役割も、その様相や内容は明らかに異なってはいるが、同じ視点から考えられるであろう。その目標の一つとしては、患者が自分自身の心の状態を探求しても大丈夫だと感じられるような環境を作り出すことがあげられる。たとえその出会いが短時間のものであっても、臨床医は患者が自分の感情や反応を自由に表現できるということを保証する必要がある。例えば薬剤に対する感情的な反応は人さまざまである。ある人にとって「奇跡的な回復」も他の人にとっては恥の源であったり、ある患者には「気遣ってくれている」と思える医師の言葉も他の患者にとっては関心の無さを意味するものかもしれない。したがって臨床医にとって重要なことは、患者の病歴や対人関係の特徴を適切に評価し、可能ならば常に治療の最初に患者がそれぞれに抱く期待や要求について直接言及することである。そしてさらに重要なのは、それが否定的な感情や考えであっても同じように理解するということである。臨床医は服薬へのためらいに言及し、たとえ薬剤の役割に関する患者の思いこみが自分の考えと対立するものであっても、率直かつ共感的に患者の言葉に耳を傾けられるように努めるべきである。さらにまた、医師は現実的で正当な評価を提供できるように常に努力すべきである。

〈戦略〉

例えばジョシュ・Mのケースでは、臨床医が取る行動にはいくつかの形態が考えられる。患者の防衛には当惑を覚えるかもしれないが、このような態度もまたコミュニケーションの一形態だと理解することが重要である。臨床医がこのような防衛に対し、回避や「声が聞こえますか？」「人ごみが怖いですか？」といった閉鎖的な質問で応じれば、医師と患者のコミュニケーションの隔たりが形となって現われるという結果で終わってしまうだろう。それゆえ可能ならばいつでも（もちろん無理のない範囲で）、臨床医は観察や答えやすい質問を通じて患者の抵抗を指摘すべきである。「このような状況はあなたには難しいようですね」や「医師や薬剤にあまり良い感情を持っていないようですね」のような所見や質問であれば、患者は自分の心配を行動化するよりも言葉で表現することができるであろう。きわめて重要なことは、医師に対するためらいから薬剤への不安にまで及ぶ感情を患者が安心して話せる環境を提供し、またそのような感情を簡単に片づけず正当なものとして認めることである。そしてまた臨床医は意志決定の過程に患者を参加させることもできる。「どうなさりたいですか？　あなたのプライマリケア医であるF先生はあなたには薬が効くだろうと思っているようですが、あなたはその意見に反対のようですね。私自身も迷っています。何かご提案はないですか？」のように言うことで、患者とのより深い同盟を作り上げていくことができる。

④関係における力

ある人間が他の人間に対して病気の診断をし、薬剤を処方するという相互作用は、本質的には力の関係である。例えば医師は診断と治療についての知識という力を持つ。さらに医師は臨床の出会いの場となる医療機関の権威をも象徴する。そして医師は薬剤を処方するという法的な権限を与えられており、その薬剤は医師の処方箋なしには消費者に渡らないものとなっている。一方、患者は自分の症状を述べたり薬剤を服用したりという一見単純な行為を通して暗黙のうちにこの権威を承認している。

もちろん医師と患者のこのような力の差は、臨床での人間関係にとっては多くの点で不可欠な要素である。患者は多くの場合、自分では得られない情報を求めて医師のもとにやってくる。そして病気がたびたびぶり返す場合には、医師の権威が患者に安心感という重要な感覚を与えるといっても過言ではないであろう。しかしながら医師と患者の力の差は、それが実感されたり認識されていなくても、治療的な対話の邪魔をするということを理解することはきわめて重要である。このことは薬剤が関係してくる時にはとくに重要である。症例二は、医師によって象徴される「権威」がいかに率直なコミュニケーションの妨げとなってしまうかを示したものでもある。他の治療提供者から紹介された患者は、精神科の診察室における自分の存在を力を剥奪された者のように感じるかもしれない――まるで自分の問題が紹介した医師や心理療法家が扱うには「あまりに異常」であるかのように思ってしまうのである。さらに患者は、「専門医」に診てもらうということは、精神科薬物療法を始めなければならないということであると直感的に感じ取ってしまうものである。

〈戦略〉

このような状況においては、臨床医はそれが可能であり適切な場合には患者に巧みに権限を与えてみるべきである。先に述べたように臨床医は患者を意思決定の過程に参加させることができる。治療の選択肢を提示する時は、患者に自分もそれに関与していると感じられるようにすべきである。「いくつかの種類の薬剤で気分が良くなると思いますよ。抗うつ剤は……のように働きますし、抗不安薬では……のようになります。どうするのが一番良い方法だとお考えですか？」）。同様に、そう深刻でなく薬に対する戸惑いを表明する患者には、その場で重要な決定をしなければならないというプレッシャーを与えるよりも、次回の診療までの間に薬剤や診断名について調べてみてはどうかと提案してみても良いだろう（「この種の治療を受けることにはためらいがあるようですね。ＳＳＲＩという抗うつ剤について調べてみてはいかがでしょう？　それからまた相談することもできますよ」）。同じ薬を服用している友人に話を聞いてみたり、オンラインで調べてみたり、一人称で日記をつけることなどを提案してみても良いだろう（Jameson, 1995）。そしてまた臨床医は、用量を増やしたり薬剤を変えたりといった治療計画の変更がある場合には、患者が受け取る情報に絶えず気を配っていなければならない。

このようなやり方で、患者と臨床医は病気に対し各自が別々にそれをコントロールしようとするのではなく、協力して取り組むことができる。最終的にはお互いの責任を果たしながら協働で取り組んでいると感じられるようにすべきである。率直で真摯な話し合いがなされれば、精神疾患の経過――遵守よりも相互協力に、そして機械的な仕事よりも理解に重点が置かれるべき過程――で協力を深めていくことができる。確かに患者の気分を良くするという点で、薬剤も患者に力を与えることができる。しかし自分の意見を尊重してくれる尊敬される盟友、協力者との人間関係は、患者にさらなる力を与えることができるのである。

⑤恥辱感

恥辱感もまた力と同じように表面下でコミュニケーションの妨げとなるものである。多くの文献で最近論じられているのが、長く「治療的」だとされてきたやり方——例えば医師の控え目な態度や、痛みに耐えて辛い事実を聞くという患者に求められた役割——が臨床医と患者との間の率直で真摯な情緒面での交流を妨げているということである。ブルーセックとリッチ（Broucek & Ricci, 1998）は、最も高度に規定された臨床の場においても双方のニーズが認識されることの重要性について次のように述べている。

もし、恥辱感や恥辱感による不安が心情の告白やコミュニケーションを規制している基本的な感情であるなら、その恥辱感や不安を患者がもっと内面をさらけ出せるようなところまで減らすことが優れたテクニックの目標とすべきものとなるであろう。強い恥辱感は回避的で有害かつ自己破壊的なものにもなり得るので、治療者は患者を手助けしてそれを調整する必要があるだろう。患者の多くは恥辱感について指摘を受け、それについて率直な話し合いを行なうことで救われるものである。中には恥辱感に直接言及されると、さらなる恥辱感で反応する者もいるだろう（p.435）。

　これと同じ緊張状態は処方の場での相互作用においてもよく見られる。例えば患者は診察室に入ると、自分の生活の大変個人的な事柄を、しばしばまったくの初対面の人に話すように求められる。しかもこれから述べるように、プライマリケア医が「精神科の薬剤」による治療が必要かもしれないと仄めかしたり精神科医に紹介したという事実が、患者に長く恐れや憶測を抱かせることになってしまう。そのような暗示によって、医師の側は相互の関係にとって患者の問題が大変深刻で脅威を与えるものと考えているのだと解釈されることにもなるだろう。また別に、医師は患者の問題について話を聞きたがらず、突っ込んだ話し合いを避けるために患者を別のところに紹介したのだという誤解も生じているかもしれない。


〈戦略〉

　リッチは「内面を語ることへの恥辱感をなくすこと」という言葉を使って、患者の恥辱感だけが孤立してしまう状況を緩和するための自発的な自己開示について説明している（Broucek & Ricci, 1998）。この言葉は、治療者もまた現在患者が感じているようなストレッサーを経験し、それを克服した者であるということを伝えるための方法を表わすものである。別の言葉で言えば、患者は一人ぼっちではなく、他の人たちも——臨床医も含め——孤独や絶望という同じような感情を抱いたことがあるのだと治療者がうまく患者に伝えるのである。

確かに自己開示は込み入ったことであり、すべてのケースにあてはまるとは限らない。それにもかかわらず制限を設けた自己開示の方法は念頭に置いておく必要がある。たぶん臨床医も薬剤の服用に躊躇したり、処方によって嫌な副作用を経験したり、一患者として医療システムの難しさを感じたことがあるだろう。単純だが、「どう感じておられるかわかりますよ」「私も同じような心配をしたことがありますす」などと言うことが患者の懸念を認めていることになり、コミュニケーションへの道が開け、診察室の中の二人の人間の間に重要な均衡を生み出すことにつながるのである。

(三)医師

●症例三

V氏は非の打ちどころのない格好をした気難しそうな四十七歳の独身の白人男性で、私立高校の校長をしている。大学病院の精神科に現われた時、V氏は仕事上での自分の経験に「怒りと欲求不満」を述べていた。「若手教師」の多くが職員会議で長年にわたる序列の規則について疑問を投げかけ、自分の「権威」を脅かしたというのである。最初、V氏は会の運営にあたっては校長として自分が責任を負うと説明し、「悪党どもを説き伏せよう」とした。これが失敗するとV氏は厳しい処置に出て何人かの職員を会議から締め出し、他の者を問いただそうとした。このような強引なやり方は結局うまくいかず、多くの職員がV氏の辞任嘆願書に署名した。その結果、理事長が直接、学校運営の「より柔軟な」方針を呼びかけることになった。V氏は問診欄にこのような出来事のせいで「落ちこんでいる」

と記した。「悲観的」で眠れず、仕事場でどう振舞って良いかわからず、辞職させられるのではないかと絶えず心配しており、生活を楽しめないと述べている。

最初に来院した時、V氏は研究科四年の研修医の診察を受けることになった。二十八歳の女性であるR医師が診察室に入っていくと、V氏は不快感を示した。「もっと年上の先生に診てもらいたい」とV氏は訴えた。それはできないと説明されると、V氏はますます怒って研修医と話すことを拒否した。結局、病院長が研修医と一緒に診察室を訪れ、病院の規則の説明をした。しぶしぶV氏は自分の症状をR医師に説明し、ＳＳＲＩの抗うつ剤を処方された。その後三回の診療ではV氏は次第に遅刻するようになり、診療時間のほとんどを「目がかすむ」「動揺する」「頭痛がする」などと副作用についてあれこれ不満を並べ立てることに費やしている。三回目の診療が終わりに近づいた時、V氏は「この薬は何の役にも立ちません」と言って薬を止めると言い出した。R医師はこの段階で同じ病院の他の研修医にV氏を紹介することにした。

事を複雑にしたのが、三回目の診療後のスーパービジョンでR医師がV氏に対する強い否定的な反応を示したことである。彼女の説明によれば、患者によって怒りと敵意の感情が引き出されたということだった。彼女は「大嫌いだった校長」と、子どもの頃極端に厳しかった叔父のことを思い起こしていた。もちろん患者から自分の権威を傷つけられ、屈辱や潜在的な女性蔑視、差別などを経験したとも考えられる。結果として、R医師も自覚していることだが、最初から面接を統制しようとしていたのだった。しかし怒りが増していき、彼女はV氏とより緊密な関係を築くための開かれた質問——

例えば「ご気分はいかがですか?」――をすることをやめてしまった。代わって彼女の質問はどんどん具体的なものになり――例えば「薬にアレルギーがありますか?」「吐き気がしましたか?」――、短い答えしか引き出せなくなってしまった。このため患者と一緒に過ごす時間が事実上限られることになったのである。以上が大体の事情であるが、このようなやり方は重要な情報の交換にも支障をきたすことになった。この件でV氏には「怒りと理解されなかったという思い」、また支配されているという感情が残り、そのため非人間的な相互作用と抵抗の雰囲気がその後の診療においても続くことになった。

この簡単な症例は、臨床医がV氏のような患者と治療関係を築こうとした時に起こる問題についていくつか段階別に示したものである。V氏は前述したコミュニケーションの障害となっている患者に端を発すると思われる問題の多くを体現している。そのうえ若い臨床医が年配の校長にとっての脅威になるという、このような症例でみられる転移は、それ自体で一連の複雑な問題を提起してくれる。そしてまたV氏の場合は治療協力にとって障害となるものには臨床医も同じように含まれるということを示唆している。すなわち臨床医の反応、臨床の場での自分の役割に対する理解、そして患者に対する対応の仕方は、すべてが患者との相互作用の方向を大きく変えるものである。これらの反応については第五章で詳しく述べられているが、治療同盟という文脈においてもこれらは重要な事柄である。

〈戦略〉

医師が患者に対し多くの感情的な反応を経験するのは正常なことである。患者同様に医師も一連の先入観や物の見方をもって臨床の面接に臨む。そのうえ性格に病理がみられる患者は多くの場合、治療提供者から強い感情反応を引き出すことに熟達している。それは怒りから敵意、覚醒状態（arousal）にまで及ぶ。うつ状態の患者や精神病的な引きこもり状態にある患者の場合には、無力感から過保護的な感情を誘発することになる。潜在的に暴力的な患者の場合は恐れの感情を強く誘発すると考えられる。

しかし薬物療法における相互作用の場合では、臨床医が自分の反応について熟考し、その反応が患者の内面に通じる糸口となることを理解することがとりわけ重要となってくる。また臨床医は、薬剤が患者の表現形態に影響を与え、特に臨床医とのコミュニケーションの仕方を左右するということに常に気を配っていなければならない。薬剤は抵抗を示す際の論点となったり行動化のはけ口ともなり得る。服用過多や服用中止、あるいは服用し忘れたり、フォローアップの診察中に「悪気なく」「不注意で」薬を床に落とすことなどで、そのようなコミュニケーションが明らかになる。治療者がそれを理解しておくことが重要なのは、次の二つの理由からである。第一に、臨床の場で患者が見せる妨害は患者の生活で実行されるものと似通っていると思われるからである。第二に、これに気づくことで緊張状態を薬剤の処方によって調節しようとする可能性を減らせるからである。

逆移転の問題を扱う時には、臨床医は否定的な反応につながる可能性がある臨床場面のうち、特別な局面について——内的にもまたスーパービジョンの際にも——常に検証しつづける必要がある。質問には次のようなものが考えられるだろう。最初に不快感や怒りを感じたのはいつか？　その時の経験はどのようなものか？　それは権威に対する脅威であったか？　コントロール不能になったか？　かつての人間関係を思い起こさせるものか？　また別の重要な問いとして、このような感情がどのような反応を引き起こしたか？　それによって防衛的になったか？　感情的な反応を抑制する必要が生じたか？　怒りが生じたか？　ゆるぎない長期的な関係であればこのようなことを患者と話し合うことも可能である(Gabbard, 1999)。しかしながら多くの場合、このような反応に気がつくことは包括的な自己対話の一部として起こるものであり、臨床医はそれによって自分の役割に気がつくのである。このプロセスについては後の章でより詳しく論じるつもりである。

㈣システム

症例四

Pさんは二十三歳の政治学専攻の大学院生であり、過去二年間にわたって心理療法を受けていた。この間、彼女は資格を有するソーシャルワーカーである心理療法家と緊密な良い関係を作り上げ、週に二度会っていた。Pさんは治療の間を通じて向精神薬による治療に対し強い反感を示してきた。子どもの頃に抗うつ剤での治療をうけたことがあり、その経験が非常に辛いものであったと記憶していたのである。しかしPさんのうつ状態はここ何カ月か無視できないほどに悪化してきていた。食欲を失くし、夜眠れなくなり、生活の楽しみも失われていた。ついに心理療法家は向精神薬に対するPさんの懸念にもかかわらず、精神科での面接を受けてみるようにとPさんに助言した。しかしこの心理療法家がいつも一緒に仕事をしている精神科医がPさんの保険では賄われないことがわかった。それでPさんは保険のプランで規定された精神科医を訪れることにした。

Pさんは十五分遅れてその精神科医の診察を受けにやってきた。彼女は診察室に入り、ものも言わずに腰掛けた。そっけなく短い言葉で彼女は「自分の問題を見ず知らずの他人に言う」ことへの懸念をたくさん口にした。

かつて治療同盟は、はっきりと役割分担された二人の当事者の間で閉じられた対話によって形成されるものだと信じられていた。患者が話す一方、臨床医は聞き、そして解釈する。しばらくすると語り手と聞き手がある所でわかり合え、そのうちに自分たちの前に立ちはだかっていた抵抗を克服できるのであった。しかしながらマネージドケア（管理医療）や薬物療法が専門医への紹介によって行なわれる時代になると、この対話の考えはすべてがそうだとは言えないまでも、疑いをさしはさまれるようになった。医師と患者の両方が、自分たちの直接的な関わりの外側にいる第三者、ときには第四の誰かや関係者――おそらくより深く関係のある人々――について常に意識させられている。このような意識は医師と患者のやりとりが直接、治療の絆を脅かすことになる薬剤についての相談時には、しばしば深刻に見られることである。このPさんのケースも、患者が治療者によって別の専門医に紹介された時に間違いなく起こる困難な交渉を物語っている。患者は治療者との同盟が新しい臨床の出会いによって脅かされるかのように感じるのであろう。臨床医が薬剤を処方すれば、この新しい関係は継続されることになる。このような緊張のせめぎ合いは治療に大きな影響を及ぼすであろう。例えば心理療法を行なう医師と処方箋を出す精神科医との対立によって、患者が自分の症状を甘く見たり、治療分裂（治療提供者を「良い」「悪い」のどちらかに二極化される）に陥ったり、精神科医に対して否定的な態度を示すようになるのである。

〈戦略〉

このような場合、臨床医は臨床で提供するものは二者間の対話ではないということを理解する必要がある。むしろ、そしてますますそうなっていることだが、そこには三人から四人の治療提供者、あるいはさらに多くの関係事項を取り入れることになる。臨床医はそれだけのものを扱えなければならない。これは他の関係について常に意識し、それらとの対話の道を開けておくことで達成されるものである。臨床医は常に紹介元の治療者と、決定事項や経過、治療計画について話し合うべきである。これについてイムホフら（Imhoff et al., 1998）は〝The relationship between psychiatrist and prescribing psychotherapist（精神科医と処方する心理療法家との関係）〟という論文の中で次のように述べている。

治療に当たる心理療法家と処方箋を出す精神科医との間に互いに敬意をもって働く関係が築かれていない場合や、自分たちの関係の強さや協力の度会いが治療結果に影響するということに気づいていない場合、そしてまた二人が、患者と心理療法家、患者と処方医の、両方の関係の誠実さを維持していくための協力ができない場合には、治療が良い結果に終わるという可能性は非常に危ういものになるであろう。

㈤薬剤への態度

薬剤はますます我々の文化を象徴するものとなっているので、臨床家は臨床場面でのコミュニケーションの前に、人々がもつ固定観念や薬剤が象徴するものについて知っておく必要がある。患者の多くはテレビや雑誌で見聞きして、薬剤についての意見をすでに持っている。

●症例五

エリーズ・Fは二十一歳の金融アナリストで、対人恐怖症に罹っていた。精神科医を初めて訪れた時、このように切り出した。「マリクレール誌でプロザックの広告を見て、自分が脳内化学物質のアンバランス状態にあると思ったのです。治すにはプロザックが必要だと思います」

脳内化学物質のアンバランスな状態というのが一般的に言われ、プロザックのような薬剤が化学物質のバランスを取り戻すための奇跡的な治療法とされている時代では、向精神薬は盲目的に崇拝される商品ともなり得る。患者は精神科医に特に有名な薬剤を頼むが、期待通りにならなければ拒絶感を経験することになる。

向精神薬が商品と見なされる状況下では、臨床医は少なくともうつ病のような病気や抗うつ剤のような薬剤が医学においてだけでなく大衆文化の中においてどのように定義されているかを考えておく必要がある。確かに過去何十年かの間にこれらの病気に関する遺伝的、生物学的基礎の理解には大きな進歩が見られた。そしてＤＳＭ-Ⅳが充分試験された診断基準となり、臨床で表われたことを識別できるようになった。しかしながら、うつ病の兆候や症状は大衆文化の中でも同じように詳しく描写されるようになってきている。例えば広告は、うつ病やその商品化された治療方法などを大衆雑誌を読んでいる何百万人もの消費者に知れ渡らせている。これらのイメージは明るい色の画像やキース・ヘリング風のスタイルを使って最新の技術を駆使した現代の流行と結びつき、女性の消費者のうつ病に対する考え方や実際の話し方に影響を与えている。そのうえ医師も同じ文化の一員であり、専門雑誌にも数多くの同じ広告が掲載されるので、これらの広告は医師がうつ病を論じる際のスタイルをも形作ってしまうのである。

このようにエリーゼ・Ｆのケースは、製薬会社による消費者への直接的な広告という論議の多い題材を浮上させたものであるが、ここで少しこれらの広告が医師と患者の臨床の場における相互作用に及ぼす影響について考えてみたい。一九九七年八月、アメリカ食品医薬品局は薬剤広告の掲載場所や内容についての規則を大幅に緩和した。それ以後、かつては医師だけに向けられていた広告がコスモポリタンやセルフ、マリクレールといった雑誌、テレビ、屋外広告、そしてラジオにまで登場し出した。これらの雑誌名からもわかるように、広告の対象は主に若い女性となっている。女性は男性のほとんど倍の数だけうつ病と診断され治療されている。数多くの記事や論説が、これらの疫学上の不均衡を操作し増長させたのは広告主であると非難している (Zita, 1998)。それに対して薬剤広告の支持者たちはこのような広告こそ重要な情報を提供するものであると主張している。

〈戦略〉

確かに、薬剤の情報が行き渡るということは広くスティグマを無くし、人々の認識を高め、治療レベルを向上させることにつながる (Healy, 1997)。しかしながら商品が名指しで要請されるような話し合いは、正しく検査されない場合には過度な一般化に陥る危険性や誤解を生む可能性がある。例えば「脳内化学物質のアンバランスな状態」の観念は個々の患者に対するさまざまな定義を広く意味するものであろう。これらには患者が感情的な問題を「深く見たくない」という状態から、ＳＳＲＩの抗うつ剤を「個人の強化」のための技術とみなす、女性特有ともとれる仲間の圧力（ピアプレッシャー）という感情までもが含まれるかもしれない (Parens, 1998)。同様に医師も文化的に慣例化した用語を用いて処方箋を出すということが増えたり、またそのことが患者に治療提供者の無関心と受け取られることにもなるだろう。

簡単に言って、「脳内化学物質のアンバランスな状態」のようなうたい文句も有名な薬の直接的な依頼のどちらも不問に付されるべきではない。むしろ臨床医は可能ならばいつでも、患者がそのような用語の意味を分析できるように手助けすべきである（Bersani, 1986)。

例えばエリーズ・Fが出した要求に対しては一連の開かれた質問をすることができるだろう。彼女は広告のどの部分のことを言っているのだろうか？「脳内化学物質のアンバランスな状態」とは彼女にとって何を意味するのだろうか？特にプロザックが必要なのはなぜか？彼女はこの治療の結果がどのようになることを期待しているのか？彼女はそれが納得のいく目標であると感じているのだろうか？

「情報」を固定観念や文化的な標語としてそのまま受け入れることを拒否すれば、その成果は四倍となる。第一に、疑問を投げかけるという一連の行為が適切でない要望を排除する。第二に、固定観念や比喩の意味を調べることで、臨床医はその修辞学的な言葉によって、背後にある症状や表現されない感情が隠されている可能性を探ることができる。第三に、このような質問が肯定的であれ否定的であれ、非現実的な期待についての議論を可能にする。エリーゼ・Fの場合にはほんの僅かしか示されなかったが、薬剤に複雑で文化的あるいは文化相互間での意味がたくさんあるのであれば、このような期待が治療の最初に示されることは大変重要である。そして第四に、過度に単純化されたものに隠された意味を明らかにすることで、さらに意義深い会話の糸口を作り出し、消費者と医師の間の非人間的なものともなりかねない相互のつながりがより深まることになる。薬剤が最終的に処方されるかどうかということに関係なく、その象徴的な意味合いについて考えることは、薬剤の直接の効果を知ることと同様に、臨床での効果を理解するためにも重要となるであろう（Metzl, 2000)。

結　論

絶えず情報を流し込まれ常に技術化の進む世界においては、患者と医師の治療の絆を理解することなど過去の遺物であると思われるかもしれない。確かに人間関係や忠誠心、そして情報交換の様相は絶えず進化している。医療制度においては、この進展は今まで述べてきた多くの要素──診察室に両者が持ち込む（そしてそこで示す）信念や想定の変化、医療制度でしばしば見られる非人間的な変容あるいは文化的認識や文化に共通の認識──によって促進されてきた。このような変化は多くの点で、昔ながらに治療同盟を形成するという考えを脅かしている。しかしながらポストモダン的な意志疎通の欠如という見かけの裏に隠されているものは、治療的な相互作用の核心には診察室の中における医師と患者という二人の人間の関係があるということである。両者の相互作用の微細な意味に注意を怠らず論議していくならば、両者にとって稔り多く個人的にも真に意義のある結果がもたらされるであろう。

第三章

協力関係をつくるために用いる面接

●症例一

A氏は二十一歳で精神病が重く精神病院に入院した。医師は病棟のホールに立っているA氏を初めて見て自己紹介をしようと近づいた。彼は挨拶しようとして手を差し出したが、A氏は両脇に腕を垂らし、堅くなったままだった。

A医師：今日、お話ししたいのですが。

A　氏：あなたは……。

A医師：今日のうちに、お会いできますか。

A　氏：あなたは……。

A医師：(心の中で、「ひどく敵意が現われている男だ。もう一度試してみよう」と思いながら)午後、一階の私の診察室でお会いできますか。

A　氏：いいよ。（ゆっくりと立ち去る）

その日遅くなってからA医師が近づいた時、A氏は彼のことがわかり、二人は何の問題もなく一階のA医師の診察室に向かった。

●症例二

三十五歳で小さな会社の副社長をしているB氏は救急治療室のベッドの上に座っていた。その日、妻に離婚訴訟を起こされ、パロキセチン（paroxetine）とアルプラゾラム（alprazolam）を過剰服用したのであった。精神科医が面接にやってきた時にはすっかり目覚めた様子だった。けれどはっきりとしっかりした声で切り出した彼が言えたのは「自殺しようとするなんて馬鹿でした。私がいなくなれば世の中が良くなると思ったのです」ということだけであった。

しかし精神科医がさらに質問すると、彼の話し方は不明瞭になり声もかなり小さくなって軽い眠りに入っているように見えた。質問に答えさせようと何度も試みた後で、精神科医は次のように述べた。

B医師：おわかりでしょうが、こんな調子では困ります。あなたが入院する必要があるかどうかを決めるのが私の仕事です。あなたの言っていることがわからないと、私はどうやって正しい決定を下せば良いかわからなくなるんですよ。

Ｂ　氏：（医師の言葉をさえぎり、前よりはっきりと）入院したくありません。私は馬鹿なことをしただけです。

Ｂ医師：あなたがそう考えているのはわかります。それは前にも聞きました。でも私が自分で正しいと思う決定をするためにも、ここに座ってあなたと話をする必要があるのです。私は正しい決定を下したいと思いますが、それがあなたの望むことかどうかはわかりません。でももしばらく一緒に話せたら、つまりあなたが起きていられるようで、言葉をはっきりとさせてもう少し大きな声で話してくれるなら、二人であなたのためになる決定ができると思いますよ。そうやって決めたことが正しいことになるわけです。

Ｂ氏は大きな声ではっきりと話し始め、質問に対して詳しく答え始めた。約二十分の会話の後、Ｂ氏と精神科医は、Ｂ氏が現在、家では安心できるだけの充分な援助を得られないことを確認した。そしてＢ氏には家の代わりに行けそうな場所が他になかった。両者は短期間入院することで、Ｂ氏と病院側スタッフが援助と治療の調整をする機会が得られるとして合意した。そしてＢ氏は無事に入院した。

患者との面接には、それが初回面接であれ、それに続く面接であれ、あるいはその後の面接であれ、決まりきったやり方というものはない（MacKinnon & Michels, 1971）。精神科のどの面接でも、その主な仕事はできるだけ率直な話し合いができ、なおかつ特別な情報が得られる対話の場を提供することである。もう一つの重要な仕事は、面接者と患者との間にお互いに対する信頼のようなものを作り上げながらその対話を維持することである。この信頼には二人の間の信頼だけでなく、患者が精神科医のもとに通う過程そのものへの信頼も含まれる。面接の間は患者も精神科医も互いに率直であると感じられなければならない。さらにもう一つ別の仕事はその信頼と関係を維持し強めていくことで、それによって初回だけでなく治療期間全般にわたり患者が薬剤の処方やその管理過程においてパートナーの役割を果たすようになる。

初回面接はその後の治療を薬物療法にあてるか、心理療法にあてるか、それともその両方を合わせたものにするかということを確認する機会となるので非常に重要である。最終的にどのような治療方法になろうとも、初回面接は同じように実施される必要がある。

しかしながら今日ますます初回面接は診断名の決定と、その診断名をつけられた患者の治療にとって適切な薬剤を決定することに集中するようになっている。しかしある医師が単に薬剤管理者としての役割を振り当てられているとしても、初回面接の重要性は見過ごされるべきではない。この面接は精神医学的、社会的、あるいは医療や対人関係の領域でのきわめて重要な情報を収集し、さらに理にかなった充分な説明に基づいた診断を下し、薬剤についての決定をする唯一の機会となるかもしれないのである。加えてこの面接は相互の対人関係の基調を決定づける機会となり、それは治療期間を通して存在しつづけることになる。

初回面接は四つの部分に明確に分けることができる。

一．開かれた質問の段階では、医師は患者に主訴をどんどん述べさせる。この面接の段階では患者の現在の生活環境や患者の不満が生活のどこにあるのかを、患者が広範囲にわたって詳しく述べられるように質問がなされなければならない。目標は患者がどのような人であるかを知ることである。

二．患者が出生家族での成長の様子や現在の家族の状況、そして家族の一般的な病気や精神障害の病歴についてどれくらい認識しているかを調べる。

三．症状に基づいた評価をする。すなわち精神科医は何らかの精神医学的症状が存在するか否かを厳密に調べるが、これらをまとめたものがＤＳＭの精神疾患診断基準で定義された症候群である。かつて精神科の薬剤を飲んだことがあるかどうか、(精神科のものと精神科以外のもので) 服用中の薬があるか、アレルギーがあるか、そして現在のあるいは継続中の医療上の問題があるかどうかなどについて質問がなされなければならない。必要であればこの段階で正式な精神状態の検査が行なわれる。

四．最後に治療計画、治療契約、薬剤の選択についての提示と話し合いがなされる。ここでは患者がその内容を理解しているかどうかがきわめて重要である。

この章ではこれらの段階について検討し、その過程で生じる問題点やそれをどのように克服するかについて論じていくつもりである。

面接過程の一般的な原則

患者が救急室に現われ、抑うつ状態だと告げるような場合、そこでの面接は往々にして症状チェックリストの質問を羅列するようなものになりがちである。その質問の目的は患者が大気分障害であるかどうか、あるいはＤＳＭ‐Ⅳ（American Psychiatric Association, 1994）の大うつ病エピソードの診断基準を充分に満たしているかどうかを確認することである。この過程は本質的に、正しい診断が下され、最も効果的な治療を行なうための適切な決定が下されるということを保証するものであろう。しかし我々の見方によれば何か大事なものがこの過程には抜け落ちているように思われる。すなわち徹底的な診断面接がなされても、面接者には患者が本当はどのような人なのか、患者がどのような動機からあのようなことを言うのか、現在の出来事が患者の人となりや生活にどのように関わっているかなどということが依然としてわからないのである。

加えて我々は、例えば抑うつが診断名としての病気そのものを表わすだけでなく、気分や情動を表現する言葉としても使われるという事実を考慮しなければならない。患者は抑うつを臨床精神医学的な意味合いで考えているのではなく、自分の気分の状態を表わしやすい言葉として使っているのである。ここで注意しなければならないのは、患者があいまいな言葉やたくさんの意味を持つ言葉を使っている時に、我々が患者の言わんとすることがわかると自動的に思い込まないようにすることである。我々はその言葉がその患者にとってどのような意味を持つのかを尋ねる必要がある。これはちょうど芝居の台詞を思い出させる。「どうやってこの劇場にまで辿り着いたのですか？」と職歴や職業選択について尋ねたいにもかかわらず、「バスで！」と言い返されてしまうようなものである。

したがって、実際に患者の話がふくらみ発展していくような一連の質問や手がかりから始めるのが良いだろう。

●症例三

C医師：どうして救急室に来ることになったのですか？

Cさん：うつ状態なんです。

C医師：あなたのうつ状態について話していただけますか？

以上のやりとりは次のものに比べると大変異なった答えを引き出し、結果としてそこから得られる情報も大幅に違ってくるであろう。

C医師：どうして救急室に来ることになったのですか？

Cさん：うつ状態なんです。

C医師：よく泣きますか？

最後の質問は、「よく眠れませんか？」「食欲に変化がありましたか？」「絶望や無力感を感じますか？」などのいわゆる症状に関連する質問に置き換えることができるし、そうすればチェックリストの項目にある症状に印をつけていくこともできる。このような質問に対する答えは、「あなたのうつ状態について話していただけますか？」のような質問に対する答えとはまったく異なったものとなるだろう。しかし眠りや食欲、動機、性衝動などについて聞くことも重要であるとはいえ、医師は症状についての一連の質問から始めるべきではなく、むしろ患者に患者自身の言葉で、精神医学的あるいは心理的な苦しみや生活上の問題について語ってもらうべきである。そうすれば患者の生活においてうつ病が何を意味しているのかを理解することができるし、患者に彼自身の感じ方が大事なのだと伝えることもできる。さらにこのように始めれば、患者を単なる分類すべき対象（「六階のとても堅い結節状の肝臓を見／感じ／触り／論議しましたか？」のように）として考えることを避けることもできる。このような率直な始め方であれば、医師は患者に、自分が患者のことを感情やいろいろな問題、そして患者自身が感情的な危機にあると思うだけの多くの複雑な事柄を抱えた一人の人間として見ていることを示すことができる（「六階にいる肝臓ガンの若い男に会いましたか？　気の毒じゃありませんか。まだまだこれからなのに。あの人は何に対してもとても勇敢に振舞っていますよ。でも私には彼がとても落ち込んでいるのがわかるんです。検査で肝臓が硬くなっていて、働きも悪くなっていることがわかって、状態がどれだけひどいか確認されたのです」）。これらの言い回しには、「見た」に対する「会った」、「肝臓」に対する「若い男」などのように、たくさんの基本的な相違が見られるし、また患者の感情や「勇敢だが…とても落ち込んでいる」という表現の複雑さも含まれている。

㈠最初の面接

次に述べることは、どのような状況のどのような患者に対しても最初の面接で必要とされるいくつかの基本事項と手順である。ここで提案される面接の手順とは、薬剤管理や心理療法、もしくはその両方の組み合わせを特に想定したものではない。また入院患者や救急の患者、あるいは外来患者との最初の診察のためだけのものでもない。むしろ我々が考えているのは、その面接は精神科医が約一時間という限られた時間の中で、患者がどんな人でどのような考え方をしていて、また患者にとっていま何が問題なのかなどということを感知しながら、基本的な心理社会的、医学／生物学的な情報を得られる場だということである。ここで示すことは、最初は余りにも大きな課題のように思えるかもしれない。しかし正しく行なわれれば、この面接は順調に共感的に成し遂げられ、強力な医師‐患者関係の基礎を築くことになる。面接の時間や進め方は、患者が重度の躁病や精神病、進行した脳器質性症候群（advanced organic brain syndrome）の場合には、それに合わせて調整する必要があるだろうし、またもちろん面接時間が四十五分以下の場合にも調整の必要があるだろう。

まずは初回面接に割り当てる時間の長さについて述べるのが順当だろう。マネージドケア（管理医療）の会社やマネージドケアの場で働く精神科医の多くは、患者一人あたり十五分から二十分しか割り当てることができないと述べている。これは服薬に関するフォローアップ面接ならばそれなりに妥当と言えるかもしれないが、最初の面接としては、たとえ他の医師ではない心理療法家やプライマリケア医がすでに面接を行なっているとしても大変お粗末なものであろう。まず我々が提案する精神科医の面接のタイプとは、医師ではない心理療法家による心理的な評価とは異なるものである。面接はＰＲＩＭＥ‐ＭＤ（訳注：プライマリケア医のための精神障害診断尺度）（Spitzer et al., 1994）のようなスクリーニング方式による患者の得点調査を徹底的に再評価すれば完全だと考えられるようなものではない。またもしその尺度を見直して精神症状に関するより直接的な質問によって彩られるとしても、ここで言う面接とは異なるものである。むしろ我々が提案する精神科医の面接とは、特定の個人における社会的（ストレッサー、生活環境、社会援助、社会経済的地位や責任）、心理学的（認知、防衛機構、性格学や気質上の要素）、精神医学的（例えば精神病理学的な症状や症候群）な様相を、構造化された方式、構造化されていない方式の両方で探求することを含んでいる。よってこのような情報をすべて集めようとすれば一時間でも本当は充分ではないということになるだろう。しかしながら我々は以下に述べるように、構造（「構造化されていない」部分にも構造がある）とリズムを備えた面接によって治療にあたる精神科医は患者との信頼を確立しながら、薬物療法に関して合意に基づく決定を下すだけの充分な基本的情報を入手することができると考えている。そしてその過程で、精神科医が治療の継続と服薬遵守を高めてくれる医師‐患者関係の土台を築き始められることが望ましい。もし自分の働いている病院で初回面接に四十五分から一時間を割り当てることができない場合は、初回面接に充分な時間を当てることでより良い治療が望め、合理的でコスト的にも妥当な薬剤の決定ができ、そして患者について総合的に知ることで間違った対処やその後の医療事故や法的な事柄を避けられると議論する必要がある。

「うつ状態なんです」と言う患者との最初の対話に戻ってみよう。それに対する精神科医の反応は、「あなたのうつ状態について話してください」「あなたがうつ状態と言う時、それはどういう意味ですか？」「どういったいきさつで、ご自分をうつ状態だと思うのですか？」のようなものになるだろう。これらの言いまわしはどれも同じこと、すなわち患者に詳しく話してもらうことを意図したものである。たぶん患者はすぐに職場や家庭でのストレッサーをいくつも列挙したり、結婚生活の難しさや親の死、経済的な挫折、うまくいかない人間関係、逃してしまった「絶好の機会」、押しつぶされそうな恐怖を感じさせている状況、拒絶された愛、試験結果の悪さ、ルームメイトとの言い争い、食事や睡眠がとれなかったり集中力がないこと、これといった理由も無く生活で楽しみが得られないこと、あるいは我々が想像し得る何千もの他の事柄／話題の中の何かについて話したりするであろう。しかし精神科のことをよく知った患者でない限り、「そうですね、うつ状態だってことはわかるんです。気分が塞いでいるし、よく泣いてしまいます。無力に感じ、希望もありません。どんなものからも楽しみを得られないのです。睡眠の状態も変わってきました、自殺したいと思うのですから」のように話す患者はほとんどいないだろう。患者が「自殺したいからです」とだけ答えたとしても、例えば「自殺したくなる気持ちにもいろいろな原因が考えられます。どういったわけで自殺したくなっているのか話してくださいますか？」のように聞き返すのが良いだろう。ここでも自殺したいと述べたことについて、例えば計画をしているのか、自殺する手立てがあるのか、前にも自殺しようとしたことがあったのか、などとより詳しく聞くことまで我々は否定しているわけではない。しかしこのような質問は後ですれば良いことだ。この面接の段階では、面接者の目的は患者に自分の感情について詳しく述べてもらうことであり、患者の心理の鉱脈がどこにありそうか突きとめることにある。

●症例四

四十八歳、既婚男性のD氏は自分の意志で救急室に来たのだが、ひどい泥酔状態であった。水を飲まされ洗面所に連れて行かれた後、精神科医と話せるようになるまで静かに待てるなら待つようにと言われた。約一時間後、涙をためながら彼は係りの人に話ができるようになったと告げた。

D医師：どれだけの間、飲み続けていたんですか？
D　氏：今晩だけです。
D医師：今晩だけ？
D　氏：ええ、今晩だけです。信じてくれないのですか？
D医師：いやぁ、あなたの様子はちょっとひどいですよ。いったいどうしたのですか？
D　氏：実を言うと母が先週亡くなったのです。私には二十二の時から精神病院に入っている妹がいるのですが、もう何年も会ってなかったのです。本当を言うと妹が生きているかどうかさえ知らなかったのです。妹に何かあった場合には母か私のどちらかが知らせを受けることになっていたんです。

とにかく妹に電話して、母が死んだと知らせなければならなかったのですが、一人でするのが怖かったんです。それで飲み始めて、泣けてきて、妹のことを放っておいた罪を感じたり、でも電話しなければいけないこともわかっていて。聞いてくださいよ、先生、助けて下さい。ここから妹に電話してもいいですか？　もし私がひどく興奮したり、妹がひどく興奮したりしたら、助けてくれませんか？

我々の計画にD氏が同意したので、まず彼の妻に電話することにした。彼をしらふにさせ、身ぎれいにするため、その晩は家に連れ帰ってもらったのである。次の日、彼は救急室に再びやってきて妹への電話を手助けしてもらった。

患者がこのような事柄について詳しく話す場合、治療者が取るべき姿勢には二つの要素がある。まず治療者はすべてを事実として聞く必要がある。すなわち患者が我々に語っていることが真実であるか、もしくは少なくとも患者にとってはすべてが真実としての力を持っていると信じるべきである。と同時に治療者は、患者が話すすべてのことを疑ってかかる必要もある。治療者は矛盾や一貫性のなさ、例えば絶対に起こりそうもないことや、まったく意味をなさないことなどが語られていないかどうかにも気をつけるべきである。ここでは一貫性のなさや信じがたい事柄を指摘するためではなく、患者がいかに関する数多くのさまざまな情報を集めるために耳を傾けるのである。これは我々にとって、患者がいかに自分の世界について考えたり見たりしているかを学ぶ機会である。これから行なう質問をつくる手助けとなる情報を集め、その質問によって患者の話に一貫性が無いことをはっきりさせ、同時に患者の自分自身を見つめる能力についての情報も得るのである。我々は患者が抱いている心理の世界の複雑さを学び、そしてそれを理解することで、ずっとたやすく患者の状況に共感することができるようになるであろう。(症例四の臨床場面では、D氏の話し方［「…妹に何かあった場合には母か私のどちらかが知らせを受けることになっていたんです」］からD氏が慢性的な飲酒者ではないことが明らかであった)

我々は決して次のことを忘れてはならない。患者は正直に自分の症状に行き着いたのだということである。すなわちほとんどすべての人は、自分自身の限られた心理的、社会的および／または経済的な資源の中で最善を尽くそうと試みているのである。人が何かを選択をしようとする場合には、窮地に追い込まれ選択肢も少なくなっているものだが、特に患者にとってそれはとても狭い道で、そこから逃げたり外れたりすることは不可能に近くなっている。これは精神病理を生物学的あるいは発育上の問題に起因する、あるいはその両方の組み合わせとして見る場合にも当てはまる。

また我々は、患者の念入りな話の主題は何なのかを注意しながら聞く必要がある。患者はいつも自分を被害者として見ることに終始しているか？　患者はそこで述べている状況の中で常に自分が誰よりも利口だと思っているか？　患者は充分に評価されていないと感じているか？　患者は自分の選択やその結果を繰り返し他人のせいにしているか？　率直に言って患者は妄想をもっているのか？　患者が自分の一貫性のなさにあまり気づかない場合（これはたぶん我々が思う以上に我々すべてに頻繁に見られることであるが）、それは患者の一歩下がって自分を見つめる能力、自分を印象づけたいと思う気持ち、あるいは医師が患者の言うことを真剣に受け取っているかどうかについての患者の感情などを表わしているのかもしれない。

疑いを持って聞くということは患者に真剣に対応しないということではない。それどころか、信じることと疑うことを同時に行ないながら聞くということは、非常に多くの集中力と思慮深さを我々の側に要求するものである。我々は多くの段階で患者の話を聞いている。患者の話を聞くことと同時に、我々は話の中に深く根付き、その基調となっているテーマにも耳を傾けている。我々は患者が表現している情動が（どのような情動であれ表現されているなら）、患者の話と調和しているかどうかに注意し、そしてそのすべてが説明的、感情的に意味を成しているかどうかを見定めようとするのである。

症例五

Eさんは二十八歳の既婚女性であり、二人の小さな子どもの母親である。見知らぬ男にはっきりとした理由もなく人質に取られ、五十六時間に及んで監禁されていた。誘拐されていた間じゅう銃で脅かされ、食事も水もほとんど与えられず、トイレもままならなかったし、ずっと手錠と縄で拘束されていた。患者がこの痛ましい事件を報告するにあたり、二つの側面が治療者の注意を引いた。第一は、患者がいつ何がどこで起きたかということについて事細かに述べる傾向が大変強いことだった。患者は極端に長い時間をかけ、それについて「正確に」述べたいようであった。（後の面接で明らかになったことだが、彼女は両親が自分の言うことを決して信じていないと思っていたのである。それで治療者に自分の言うことを信じてもらう必要から、「真実」を告げるため、実際に起こった事柄の詳細をすべて述べたのだった）。患者が細部にこだわっていろいろと話している間、治療者は口を挟まず、患者に「正確に述べる」ための時間を与えた。治療者が感じたことは、細部に集中することで患者はこの事件に結びついた極度の情動から気をそらすことができると同時に、それをコントロールできるようになっていることであった。細部まで述べなければならないという患者の思いは治療者の一時間単位のスケジュールでは到底こなしきれず、一週間おきに三回の面接が終わっても患者はまだ事件の第一日目をやっと述べ終えたところであった。

治療者は次の週に予定がなく、思いもかけず自由になる長い時間帯が取れたので、患者さえ良ければ四時間続けて面接をしたらどうだろうと提案した。患者が同意し、面接が行なわれた。結局、彼女がついに「これですべてです」と言うまで、細部にわたっての報告が三時間半続いた。治療者の注意を引いた第二の側面とは、この長時間の面接でも前の一時間単位での三回の面接と同様、事件について詳細に述べる患者が基本的には何も感じていないということであった。いくつかの自分をあざ笑うような辛辣な意見やときどき見せる皮肉な笑いを除けば、面接全体には感情の動きがまったく見られなかった。しかし彼女自身が自分について語ったことからみて、彼女は決して感情のない人ではなかった。そして患者に情動がまったく認められないにもかかわらず、治療者は患者の誘拐の話によって、自分の生涯で最も強烈に感情を揺り動かされるような経験をした。彼女の恐怖、彼女の勇気、彼女の知性、彼女の生きる意志、本当の危機に直面した時の彼女の判断の速さと確かさ、自分の恐怖を抑える彼女の能力、そして彼女の最終的な解放などが話をさらに感情に訴えるものにした。患者に感情の動きが何も見られない代わりに部屋の中は情動で満たされ、彼女が「これですべてです」と言った時には長い沈黙が漂った。そして治療者は泣き始めたのだった。誰かが感情を吐露する必要があった。おそらく患者は進んで事実を話し、部屋が情動で一杯になっても自らの情動は抑えてしまったのだろう。患者が情動を解放できないことやその意志が無いことが、治療者に突然の驚くような情動の解放を招くことになったのである。

もし患者が自分の感じていることを詳しく話すことができれば多くの事柄が明らかになる。そしてそこで明らかになることは、ただ単に患者の感情や人生の「事実」だけでも、またその二つがどのように調和しているかということでもない。患者に話してもらうことで我々は、例えば患者がどのような考え方をしているか、患者の考えはどのように体系づけられているか、考えや話に滞りがないか、明らかに非論理的な認識の間違いがあるか、考えが横道にそれたり細部に渡りすぎたり、はっきりとした精神異常を示していないか、時間が経つにつれ考えや話の質が低下しないか、患者の知能は年相応かそれ以上か、患者は我々をちゃんと見て話をしているのか、それとも前に座って喜んで話を聞いてくれる誰かにただ話をしているだけなのか、などについて多くのことを知るのである。別の言い方をするなら、患者は部屋の中のもう一人の人間を認識し、現実的なやり方で関わっているのだろうかということになる。これらはすべて精神状態検査（ＭＳＥ）の記述の一部に含まれるような詳細なものであるが、この種の面接ではただMSEのデータを得るための質問をすることなしにそれを簡単に得ることができる。このようにして我々は非常に具体的なデータを集めることができ、一方、患者には面接の基本である型にはまらない滞りのない話し方で自分の話をするという特権を与えることができるのである。

初回面接の始めの部分はこのように行なわれるべきである。それに続く部分は二つの部分に分ける必要がある（表3‐1参照）。その第一の部分ではまず家族の履歴に焦点を合わせ、患者の生まれの家族と現在の家族構成に注目していかなければならない。家族の履歴について調べる時には患者の家族の医学一般および精神科の病歴だけに捕われるのではなく（「家族の中にうつ病やアルコール依存症になったことのある人がいますか？」）、成長する過程で患者が自分の家族のことをどのように思っていたかにも注意する必要がある（「成長するなかで、ご自分の家族がどのようなものだったか、またあなたにとってその家族の一員であるとはどういう感じだったかについて話していただけますか？」）。このように患者の感情や思い出についての情報をいくらか得た後で、面接の質疑‐応答の部分に移っていくことができる（「ご家族の中に精神的あるいは感情の問題のある人がいましたか？」）。この後、家族の病歴や物質乱用の履歴についての具体的な質問を少し加えれば、主要な問題、この例では抑うつに関するより具体的な特徴に戻って質問することができる。我々はこれを面接の第二部分と呼んでいる。この合流部分では睡眠や食欲、性衝動、気分の多様性などについても尋ねることができる。他の多くのうつ病の診断基準も特別に質問することなく最初に患者が自由に話す間に評価ができる。妨害している考えや精神運動抑制があったか？　患者は繰り返し無力感や絶望感を表わしたか、あるいはそのような感情の例を話の中や話との関連で述べたか？　確かに、情動や気分については患者が語る部分から情報を少しずつ得ることができるだろう。そして最後に安全問題という、特に自傷や他害行為などの領域でさらなる探求の必要なものがある。

この点では、精神科医は自ら望むだけ詳細に行なうことができる。というのも、もし面接の最初の部分が上手くいっていれば、患者は治療者を、自分の病気や入院するしないということだけでなく、患者自身に興味を持ってくれる共感的な人物として経験しているからである。加えて精神科医は非常に多くの患者についての情報――患者の一貫性、責任感、知性、精神科医や面接過程に協力できる能力、話す間にも考えを体系づけておく能力、敵意、信頼感、目標、動機――を得られる。

これらすべてが精神科医に知識を与え、自殺の計画や強い自殺願望の深刻さを評価するための非常に貴重な手立てとなる。例えば自殺願望があり、週末に試験があるから入院できないと言い張るような患者が、自由に話せる面接で、学校でのプレッシャーや学業成績に対する個人的あるいは家族からの期待について多くを語っている場合には、一人の人間として、また自殺願望のある患者として、両方の違った観点からその患者のことを評価することができる。それに対して、もし精神科医が患者の学業に対する衝動や家族の学業への期待について何の認識もなく、ただ単に患者には自殺願望があるとだけ「知って」いる場合には、入院をさせるかさせないかの決定は患者や患者の人生とは関係なく切り離して行なわれてしまうのである。

さらに面接者が質問する前に患者との関係がすでに確立されているようなら、診断基準に基づいたよ

表3-1　初回面接

過　程	目　標	時　間*
開かれた質問の段階。精神科医は患者に主訴をできるだけ詳しく述べさせる。	患者がどのような人間か，どのように考える人であるかを捉える。	20-25分
生まれた家族で成長していた時の患者の認識を評価する。現在の家族構成を家族の医療や精神障害の履歴も含め評価する。	患者の子ども時代の経験と自己認識の主な原点を評価する。	5-10分
症状を基にした評価。特殊な症状が現われているかどうか詳しく調べる。前に使われていた向精神薬，現在の身体疾患や薬剤，さらにアレルギーについての質問もここに含まれる。必要ならば所定の精神症状評価も実行する。	DSM-IVでの診断に至る。	20分
治療計画，治療契約についての話し合い。そして患者からの情報を参考にして現在の薬剤の提案をする。	治療計画をたて，患者からそれについての意見を求める。	10分

* 時間は単なる指針であり，全体の面接時間は60分としてある。

り具体的な質問への患者の答えはおそらくもっと的確に詳しく述べられることになるだろう。ひとたび精神科医が良い聞き手であり共感的で自分に興味を抱いていてくれる人物であるとの確信を得れば、患者は自分自身を検査・調査され、「入院する／しない」で分類される標本としてではなく、この過程における参加者だとみなすようになるだろう。また面接前に患者が無力感や絶望を感じていても、他の人間と本当のつながりができたというそのことが、これらの感情を和らげ、生活をいくらかでも絶望的ではないものとし、逆にもっと耐えられるものにするであろう。

(二) 初回面接を終わらせる

面接が終わりに近づくと、精神科医は患者に今後起こるかもしれないことや、どの薬が役に立つか、またどのくらいの「制限のレベルや構造」が患者に必要かなどについて自分の考えを述べることになる(Gunderson, 1978)。(「制限レベル」とは、患者にはどのくらいの生活上の制限や安全が必要かを説明したものである)。これらすべてを患者に話した後、精神科医は、「それで、私が提案したことをどう思われますか?」と尋ねる。初回面接で患者からの情報や反応を求めることで、治療はお互いが関わっていくものという原則が確立されるであろう。さらに患者が医師の提案や計画を拒否したり、それに反対する場合には、「では、その代わりに我々はどうすれば良いと思いますか?」と返答するべきである。この返答は、不快感を示したり苛立たしげだったり、冗談めかして言ってはならない。むしろ正直に、患者が本当はどのように考えているのか、またもしあるなら別の案として患者はどのようなものを心に描いているのかなどについて心からの関心として聞く必要がある。先述した自殺願望のある学生の例は、週末に試験があるので入院できないというものであったが、彼女への返答は次のようなものになるだろう。

●症例六

「そうですね、そうしてみると我々二人ともが問題を抱えているようですね。いま現在はっきりしているのは、もし試験のために勉強する必要があるのなら、たぶんあなたは本当に自殺するつもりはないのだろうということです。しかしそれだけでは私は安心できません。依然として私は心配ですし、あなたが考えているように病院での勉強が不可能だとも思えません。そういうわけで、あなたが大丈夫だと思えるだけの保証がもっと必要です。それに試験の結果が良くなかった場合やそう感じた場合に、あなたがどうするかも心配です。さきほど両親から受ける期待やプレッシャーについて話していた時に、前学期の歴史の試験で悪い点を取ったと思い込んで、ひどく酔っ払ったという話をされましたね。それで私はあなたが次の試験でもできなかったと考えて、もっと危険なことをしなければ良いがと心配になったのです。それにあなたの自分自身に対する期待は、あなたが考える両親からの期待と同じくらい厳しいものになってきていますね。ですから私には、いま現在あるものよりもさらに具体的な計画と保証が必要なのです」

上記の会話ではたくさんの言い回しや代名詞を使って、これが協力的な関係であり、二人の間での対話であり、単に一方が指示し、もう一方が従うという状況ではないと思えるような方向に面接を導こうとしている。いくつかの鍵となる言葉や言い回しの例は第一章で示してある。対話であり、ギブアンドテイクの関係であり、両方からの情報が必要な問題をめぐっての情報交換であるという考えは最初から確立される（「私が提案したことをどう思いますか?」）。患者は返答し、反応し、考え、代案を述べるための時間が与えられる。もし患者がその計画に賛成しないなら、精神科医は再び対話を行なっていく（「それではその代わりに我々はどうすれば良いと思いますか?」）。この質問は患者の代替案に対して真剣な興味を抱いているということを示すようになされるべきで、それがあまりに強すぎて、質問の中に怒りや敵意、皮肉や侮り、防衛などが見えないようにしなければならない。これは一見簡単なように思われるが、患者に性格上あるいは人格上の問題がある場合にははるかに難しいものになる。患者が皮肉っぽかったり、ごまかしが多かったり、慢性的な物質乱用者のように見える場合には、我々が常に前向きに共感的になれるとは限らない。そして誠意をもってしても、我々自身の不快感や苛立ち、憤りなどがこの種の質問に入りこんでしまうこともあるだろう（Gabbard & Wilkinson, 1994）。また人格障害の患者はちょっとした怒りや敵意、皮肉、侮り、拒否などに非常に敏感であるように思われる。

この時点での（「それではその代わりに我々はどうすれば良いと思いますか？」という質問に対しての）患者からの返答は満足のいくものではないかもしれない。しかしただ「だめです」と言うよりも、精神科医は患者を同等の立場において問題に取り組んでいくのが良いだろう（「そうですね、そうしてみると我々二人ともが問題を抱えているようですね」）。精神科医はこの意思決定の過程は、ある点で患者の人となりのみならず、精神科医の人となりにも同じく関係していることを明らかにする。もちろん臨床医が耐えられる危険の度合いは各自で異なってくるだろう。臨床医と患者のどの組み合わせでも、彼ら特有の危険に関する感情が生まれ、また相互関係にもさまざまな段階が生じるだろう。しかしそれはすべての臨床医がどのような患者に対しても一律の接し方をするように訓練されるべきだということではない。むろん我々の多くが、また我々が出会う患者の多くが相互作用における意見の一致を求めていることは確かである。しかしそのような一致を達成するのは不可能であるがゆえに、我々は進んで、というより熱心に、ある程度お互いに満足がいくまで患者との対話をしなければならないのである。したがってこの対話では、少なくともどこまでが容認でき、どこからが容認できないかという点に関して精神科医の側の自己開示と／または限界を明らかにすることが含まれ（「しかしそれだけでは私は安心できません。依然として私は心配です」）、また両方の側の妥協も含まれる。（ここでの自己開示には家族のことや個人的な欠点、家庭の状況などは含まれないことに注意していただきたい。むしろそれは次に述べるように、精神科医が感情や関心事、心配のない真っ白なスクリーンではないし、他の精神科医には容認できても自分は容認したくなかったり容認できないことがあるということを認めない人間ではないということを示すものである）。対話には意見の相違があることへの認識も含まれるであろうが、しかしその相違は理性的な敬意を伴った方法で表現されるべきである（「あなたが考えているように、病院での勉強が不可能だとも思えません」）。しかしそれも人が異存を唱えるのと同じように、何を容認し何を容認しないかで、ある種の対立を伴うこともある。

「さきほど両親から受ける期待やプレッシャーについて話していた時に、前学期の歴史の試験で悪い点を取ったと思い込んで、ひどく酔っ払ったという話をされましたね。それで私はあなたが次の試験でもできなかったと考えて、もっと危険なことをしなければ良いがと心配になったのです。それに、あなたの自分自身に対する期待は、あなたが考える両親からの期待と同じくらい厳しいものになってきていますね」

まさに最後のところで、精神科医は「私には〜が必要です」（「ですから私には、いま現在あるものよりもさらに具体的な計画と保証が必要なのです」）と言っているが、これはある意味で限界設定をすることであり、同時にどのような個人的な相互作用においても、相手が常に我々が望むようには振舞うわけではないとか、我々が望むことに同意するわけではないということを患者に示しているのである。ここで挙げたような対話は、別の対人関係における他の人との対話の手本ともなるものである。

㈢初回面接についての要約

初回面接は、その後に続く治療——単に薬物療法であれ精神力動的心理療法であれ、その組み合わせであれ——の状況を確立する機会となるきわめて重要な段階である。最終的な治療の形がどうであろうと、初回面接は同じようになされるべきである。それははっきりと四つの部分に分けられ、次に挙げた概略は六十分面接を基としたものであるが、各々の順番はさらに具体的な質問をする前の対話を確立するという点で大変重要なものである（表３‐１参照）。

一・開かれた質問の部分。ここでは精神科医は患者の主訴をできるだけ詳細に述べさせる。この段階で精神科医がする質問は主に患者を励まし、患者の現在の生活状況や患者の苦痛が生活の中にどのように入り込んでいるかについて詳しく語ってもらえるような形を取るべきである。目標は患者の人

となりを知ることである。（二十〜二十五分）

二．患者が現在の家族構成はもちろん、生まれた家族の中での成長過程をどのようなものであったと認識しているかを評価する。この段階の最後で精神科医は、家族の中で特定の身体疾患や精神疾患の病歴があるかどうかを確認するために具体的な質問をする必要もある。（五〜十分）

三．症状を基にした評価。ここでは具体的な精神症状があるかどうか、そしてそれがＤＳＭの診断基準にある症候群につながるかどうかを厳密に調べ、またかつて服用した精神科の薬剤や現在服用中の薬剤（向精神薬と非向精神薬の両方）があるかどうか、アレルギーや現在継続中の医療上の問題があるかどうかも調べる。（二十分）

四．治療計画、治療契約、そして選択した薬剤を提示し話し合う。ここでは患者からのフィードバックがきわめて重要である。（十分）

医師と患者の相互作用のすべてにおける信頼の維持と強化

ここまで指摘してきたように、我々は患者と交わすすべての言葉について注意深く考える必要がある。これは我々がどのような心理療法の流派に属していようとも変わらない。実際これはどのような患者と医師との相互作用においても前提とされるべきもので、それは医師が精神科医であってもプライマリケア医であっても整形外科医であっても同じことである。我々が話すことは患者に大変大きな影響を及ぼしており、それは多くの場合、我々がこうあってほしいと願う以上のものである。このようなやりとりでは、㈠我々の見方は会話や対話に必要なものの一部にすぎないという考えをはっきりさせ、㈡対話の中での医師の振舞いは患者にとって、他の対人関係における相互作用の手本となるべきものだということを認識できるようにすべきである。我々は折にふれ、患者との話の内容が決して無意味なものではないことを自分自身に思い起こさせる必要があるだろう。そこには病気や長期的な生活能力、安心、受容、自尊心、そしてお互いへの尊敬なども含まれる。精神医学以外の分野では、身体の各所や機能の細部にわたること、生や死、恥辱感、偏見などについての問題も含まれるかもしれない。しかしながら我々が患者と交わす会話はさらなるお互いへの敬意、敬慕、そして信頼を形成する真の機会となるものである。

●症例七

我々の仲間の一人は二十年以上も入院病棟で診療をしてきた。患者が前回の入院から七年あるいは十年も経ってから入院してくることも珍しくはなかった。その医師と患者が何年も経ってから再会した時に、患者が「先生、七年前に先生が私に言ったこと、憶えてますよ。忘れたことはありませんでした」と言うことも珍しくなかった。（この医師はこのような言葉が交わされるたびに、自分が言ったこと、そして／または患者が自分の言ったことを憶えていることが、小さいながらも重要な意味で、少なくとも道理にかなった、そして願わくは役立つものになることを願っていたのである）

表3-2　面接と人間関係

1.	面接は人間関係の確立を促進する対話の場を提供する。
2.	いったん対話が確立すれば，それは面接者と患者の間で信頼感が形成される間持続されなければならない。
3.	信頼は二人の人間の間だけでなく，面接の過程でも同様に築き上げられるものである。
4.	信頼と関係が確立した後は，真の協力過程を患者 - 医師間に発展させるために，それらを維持し強化していかなければならない。

治療の過程でお互いへの信頼や敬意が発展し、願わくは強化されていくならば、患者は薬物療法の過程においても我々の真のパートナーとなる。前章で述べたように、目指すところは患者を納得させ、嫌なあるいは耐え難い薬を服用してもらうことではない。むしろ互いに協力して、薬物療法を患者にとっての利害の割合が前向きとなる方向、すなわち副作用よりも治療の恩恵がはっきりと勝るような方向へと導くことが目標である。この利害の割合は、㈠患者は一人一人が独特で、どの薬剤にも固有の反応を示し、㈡ある人は他の人よりも副作用に耐えられるという点で、患者ごとにそれぞれ異なる。さらに、ある特定の副作用はある患者にとっては他の患者よりもはるかに破壊的なものかもしれない。確かにリチウム（lithium）による微妙な企図振戦は、在庫管理員よりも書家にとってより破壊的なものになる。選択的セロトニン再取り込み阻害薬でときどき見られる性的欲望の欠如は、結婚したてであったり誰かと親密な性的関係をもちたいと思っている若い男女にとっては、七十歳の未亡人に比べてはるかに厄介なものである（これは例として述べたものであり、我々は年配の人々にとってのセックスや性的感情の役割と重要性についてははっきりと認識している）。

ここでの要点は、患者について、患者の社会的な人間関係や職業、趣味、精神科の薬剤の使用を承認したり承認しなかったりする患者の気持ち、精神科および精神科以外の薬の服用経験、現在および過去の性的あるいは個人的な関係、精神科の患者であることを知られることへの恐れ、その他無数の患者にとって重要で関連のある事柄について我々が知らないかぎり、我々は賢明なやり方でそれぞれの患者に適切な薬剤を処方することはできない。我々はある疾患に対して適切な薬剤を処方することはできるだろうが、しかしそれはある疾患に罹った個々の患者に対して最適の薬剤を処方することとはまったく別問題である。精神科医はよく「気に入っている抗うつ剤は何ですか？」とか「どの抗うつ剤を一番よく使いますか？」と尋ねられるが、このような質問に対する正しい答えはないのである。抗うつ剤、抗精神病薬、精神安定剤は数多くある。我々は特定の薬への好みを持つべきではない。むしろ個々の患者にとって特異的で特別なことを調べ、ある特定の種類の薬剤の中からその薬剤特有の副作用を見合わせた後に、どの薬剤がその患者にとって適切かを見極め、処方すべきなのである。

結　論

この章の最初に取り上げた二つの症例についてはまだ詳しく述べていなかったので、ここで戻ってみることにしよう。症例一の重症の精神病のA氏は、精神科医の最初の印象では、敵対的で医師を避けているように見えた。患者は精神科医の申し出をどれも受け流しているようであった。精神科医は何もせず、患者がその振舞いを変えるまで患者の好きなようにさせておくこともできたであろう。しかし実際のところ、患者は重症の精神病で極度の妄想状態であり、たぶん医師の言葉を具体的に、言葉通りに理解していたのだろう。もしそうだとしたら、ホールでの最初の出会いの時に精神科医はすでに患者と実際に「話し」、患者と「会った」のである。事実、精神科医がその後の計画についてより詳しく述べた時（「午後、一階の私の診察室でお会いできますか」）、患者ははっきりとそれで良いと伝えていた。精神科医は対話を始めたいと思ったが、それを患者に伝えるための的確な言葉を捜す必要があった。精神科医が患者はすべてを具体的に字義通りに捉え理解しているということを認識できるまで、真の対話は成し遂げられなかったであろう。幸いなことに精神科医は正しい言葉の組み合わせを発見することができたので、患者はそれを硬直化した思考過程を通して受け取り、聞き、認識し、返答することができたのであった。（それはこの際まったく価値のないことかもしれない。というのは十五カ月の治療期間中、真の対話をこの患者との間に確立することは大変難しかったからである。患者は考え方のすべてが極端に硬直していた。精神科医がついに患者と気持ち良く理解し合えたと感じた時も、患者はいっそう妄想的になり、精神科医とある期間会うことを拒むこともあった。しかしこれらの困難にもかかわらず、患者が自分で本当の危機に直面していると感じた時、話しかけたのは唯一この精神科医だけであった。精神科医は患者との間に本当の関係が築かれていると認め難いこともあったが、おそらくこれは患者の精神病の重症度や慢性的なことが原因だったと思われる）

症例二では、精神科医はB氏の強さだと思われたものに訴えて、B氏の協力や協力の無さから生じるものを引き出そうとしている。この男性には精神科病歴がないという情報が救急室の記録にあったので、精神科医は彼の自我に訴えたのだった。それはまるで医師が現在の危機を通り越して患者の健全に機能している部分に話しかけ、「あなたがひどい状態にあるということはわかります。そうおっしゃいましたよね。しかしこの危機を乗り越えるためには一緒に取り組む必要があります」と言っているようなものである。この通りに言われたわけではなかったが、彼の「でも私が自分で正しいと思う決定をするためにも、ここに座ってあなたと話をする必要があるのです」という言葉は、実際にその通りになり、患者からの反発も引き起こさなかった。精神科医には、「この患者は非協力的で重症だから入院させないわけにはいかない。彼が同意しようがしまいが入院させよう」と自分に言い聞かせる道もあった。確かにその方向に進む可能性もあったが、それでは患者は憤りを感じたり、コントロールされ、卑しめられたと感じたことだろう。もしこのようなことになっていれば、入院手続きやその後の入院治療における協力の度合いも最善とは言い難いものになっていただろう。精神科医は患者に共に取り組むように頼み、患者と話すよう心がけたので、共に対話を通じ、納得のいく計画に到達できたのだった。これは五分では終わらなかった。少なくとも二十分はかかったし、その間、絶望感や無力感以外の症状についてあまり多くの時間が費やされたわけではなかった。社会的支援についても調べられ、妻との関係が悪化しつつあることが明らかとなった。その結果、この男性はあまりにも打ちのめされているので、休息を取ったり中休みをすることで彼の自我をいくらかでも回復させ、うまくいけばさらに適切な態度で機能し決断することができるようになるだろうとの結論になった。

つまり我々は、どのような患者とのどのような面接においても、最初の仕事は何らかの対話を始めることだと考えている。対話は患者が自分の話を聞いてもらえると感じた時、また患者の意見が尊重され、選択肢も考慮されている場合に、よりたやすく始められる。これは症状チェックリストを読み上げながら、ただ患者の訴えに答えているだけでは達成できないことである。むしろ我々はチェックリストで調べたり症状の調査をする前に、すべての患者において、患者の人となり、さらに特定の診断を超えて患者が何を悩んでいるかということについて理解しようと情熱的に取り組むべきなのである。このような戦術をとることによって、我々は患者に対する深い理解と認識を得られるだけではなく、患者からの情報と反応に相俟って、一連の利用可能な薬剤の中から納得のいくものを選択することができるであろう。

患者には常に患者自身が治療チームの一員だということを思い起こさせる必要がある。これは患者に繰り返しそう言うことによって成し遂げられるものではない。それよりも機会あるごとに、それが危機的状況であっても、患者が実際に感じていることは何か、患者がその危機をどう見ているか、またたとえ解決できなくてもどのように一緒にその危機を乗り越えていけるかを探っていくことで成し遂げられるのである。たぶん我々がもっと患者の言うことに耳を傾けるならば、我々は最初の危機の兆候や最初の副作用が現われる時にも、薬を変えたいという患者からの要請が少なくなるという経験をするだろう。

それゆえ患者と接する機会がある時はいつでも、対話への姿勢と患者からの情報を欲する気持ちが維持されなければならないのである。

第四章

薬物療法の治療関係で服薬維持をいかに高めるか

ジェームス・M・エリソン (James M. Ellison, MD, MPH)

最新の医師継続教育プログラムの最後の講義を聞いている時、私は自分の能力以上に新しい情報を吸収しようとする時に起きる、ずきずきする頭痛に悩まされた。隣に座っていた出席者は私が頭に触ったり顔をしかめたり、出口の方をしきりと見ていたのを観察していたのか、職業柄ともいえる推理技術をみせて、どうかしたんですかと尋ねてきた。私が頭痛のことを話すと、彼はポケットに手をつっこみ、ありふれた二つの白い錠剤を取り出し、同情しながら差し出した。彼は「頭痛がする時、私はこのエキセドリン (Excedrins) を使うんですが」と言い、「よく効きますよ」と請け合った。私の頭痛は実際ひどいもので、エキセドリンは適切な薦めであり、彼の申し出も渡りに舟で抵抗し難く、また彼は信頼できる専門家に見えた。私は彼に感謝してその錠剤を有り難く飲み下した。しかし講義が進むにつれ私の考えは、頭痛が良くなればという期待ですぐに人を信用し、知り合いでもない人間から名前も書かれていない錠剤を貰って飲んだということをしつこく疑う気持ちへと移っていった。私は薬剤が与えられたり処方箋が書かれるたびに作用する要素について熟考し始めたのだが、講義の終わりを知らせる拍手でようやくその楽しい空想から現実に呼び戻されたのであった。うれしいことに私は頭痛が消えていることにも気がつき、今は信頼する仲間に礼を述べた。

精神疾患の治療において我々が自由に使える手段としては、薬物療法がきわめて強力な介入方法であるといえよう。精神病や双極性障害の治療プログラムでは薬剤が基本的な構成要素となってきている。その他の気分障害の治療では、薬剤は十年から十五年前に比べると、病気のはるかに初期のまだ症状が軽い段階で使われるようになっている。一般的にこれらの薬物療法は正式な心理療法を伴ってはいない。薬剤は不安障害や人格障害、その他多くの症候群や症状の治療でも同じく重要な役割を果たしている。

新しい薬剤の開発には巨額の資金が投入されているが、これらの薬剤はますます対象特定的になり、副作用の少ない、より効果的なものとなってきている。非常に多様な薬剤が利用可能となっており、今日それらを処方する医師たちはひときわ広範囲に薬剤を選択できるようになった。これらの薬剤は適切に服用されるなら驚くほど有益な効果を生むことができるのだが、にもかかわらず我々それらを処方する医師は、いまだに最も基本的な問題と取り組み続けている。その問題とはすなわち、いかにして我々が患者にとって必要だと思う薬剤を、我々がそうすべきだと思う方法で患者に服用させるかということである。薬剤が研究報告や臨床研究でいくら効能があると示されても、患者の体には処方した薬瓶から出されないかぎり、それらの効果が現われることはない。先ほどの小話が証明するように、処方箋を出す者と患者との関係は患者が服薬に応ずるかどうかということに多いに関係している。

適切なガイドラインに沿って薬を服用すれば疾病状態を大幅に減らすことができるという事実にもかかわらず（例えばMelfi et al., 1998参照）、半数にも及ぶ我々の患者が、服薬する際、我々の指示に従っていない（Butler et al., 1996; Blackwell, 1976; Chen, 1991）。患者の中には一、二回服用しただけで後は止めてしまったり、「調子の良い」日には薬を飲まなかったり、あるいは特に調子の悪い日に処方の倍の量を服用して調子を良くしようとする者がいる。このようなことは多くの場合、臨床の場では気づかないところで行なわれていたり、我々が患者の信頼を勝ち得て正直な細かい情報を求めた場合にのみ（もし明かされるとすれば）明らかになることである。

最近まで、治療に関する事柄で患者が我々の指示に進んで従うことは一般に「遵守（compliance）」と呼ばれていた。遵守はたくさんの意味を持つ言葉で、そのうちのいくつかは治療関係の今ではすたれてしまった側面を表わしている。ウェブスターによる定義では、例えば「友好的あるいは嬉しい合意という意味も含まれるが、しかしまた「圧力や要求、威圧に屈する行為や行動、……しばしば隷属的なあるいは盲従的な状態で行なわれ、……正式なあるいは公的な要求に応じること、……公的または法的な権限に促されての協力あるいは公的または法的な規範に従うこと」ともある（Gove, 1986, p.465）。それとは対称的に維持（adherence）という言葉は「……（党や原理原則または大儀などへ）まじめにあるいは忠実に属すること、……続けて遵守すること」（p.26）となり、階層性のようなものは見られない。さまざまな事柄の中で私がここで強調したいと思うのは、いかに協力的で非階層的な治療関係が患者の適切な服薬の手助けになるかということであり、よって私はこの章の残りの部分では遵守に代わってこの維持という言葉を使用するつもりである。そして維持を促進させ、不維持を無くすために一番重要だと思われる要素、すなわち患者の苦痛の度合い、薬剤の効果、治療への近づきやすさ、治療関係などについて述べていきたい。またこれらの事柄に対する私の考えを患者の病歴をもとにした臨床場面での小話と共に、詳細は守秘義務のために変更を加え、説明していくつもりである。

苦痛の度合い

患者が服薬を中止する主な理由の一つは、もっともなことながら苦痛ではなくなったというものである。気分が良かったり、それなりに調子が良ければ、副作用の危険性になぜわざわざ身をさらしたりするだろうか？　苦痛による動機づけがなければ薬剤の使用は的外れのように見える。高血圧のように静かに進行する内科障害は自覚的な苦痛を伴わずに危険度が増していくが、精神保健の領域で扱うものはほとんどが患者本人や患者を支える人々のどちらかに苦痛をもたらす障害に限られている。したがって精神保健の場で通常みられる二つの服薬不維持のシナリオは、㈠最初は苦痛を感じ、動機づけられていた患者が、服薬し始める前にその苦痛が軽減した、あるいは㈡苦痛の中にいても苦痛の存在を認識していなかったり、認識していてもそれを外部のストレッサーのせいにして内的な心理状態に結びつけない、というものである。

ときどき我々にとっても驚くべきことに、患者の中には最初の診察の前に劇的に症状が改善する者がいる。苦痛がひどく、面接を予定していた患者は、少しの時間の経過や助けを得ようと活動を始めたことによって自尊心が高まった結果、自然に気分が良くなったりもするのである。予約に数週間の遅れが出た場合にはこれがもっと頻繁に起こることになり、この間の改善がたぶん「予約しても現われないこと」の原因になっているのだろう。つまり予約しても現われないということは、患者がもう予約の必要がないと感じていることの表われなのである。

多くの精神疾患は、たとえ繰り返されることはあっても一過性に生じる。発作と発作の間、パニック障害の患者は自分の悩みをくよくよ考えたがらないようである。非定型性の抑うつ患者や境界性人格障害の患者であれば、数日間ひどい絶望状態に陥るため診察の予約をするのだが（大体すぐには予約がとれないので患者をがっかりさせることになり）、その後気分が良くなって予約は守られなくなってしまうかもしれない。対人恐怖症や心的外傷後ストレス障害の患者の場合、状況要因で誘発されるまで比較的症状は現われないものであるが、このような患者はひとたびストレッサーがおさまり回避されれば苦痛も相当軽くなるだろう。これらのどの障害でも適切な治療が施されなければ、不幸なことに同じような症状がはるかにひどいかたちとなって繰り返し起こることになるだろう。

患者の中には症状があまりにも重いので、処方された薬剤を指示通りに服用する気も、時にはその能力さえも失ってしまう人がいる。例えば統合失調症や双極性障害の患者では、服薬維持の問題は時に病識の欠如や病気の否認、誇大感、あるいは妄想観念にまでさかのぼることができる（Chen, 1991）。混乱がひどい場合には治療の取り決め自体も妨げられるかもしれない。重症の抑うつ患者では気力や動機づけが全面的に欠如しているため、どのような治療であれ参加することが難しくなるであろう。不安性の患者になると、薬の効果や副作用を恐れるあまり処方された薬剤をまったく服用しなかったり、処方された量より少ない量を服用することで有害な結果が起こる可能性を減らそうとする者もいる。第II軸に何らかの障害を持つ患者はある種の否認を示す傾向があり、それは自分の問題を周囲に投影したり外在化させることと関連づけられるが、完全な妄想とは言えないものである。ふつう、投影とは次の話にもあるように部分的に隠され、かろうじて抑制されている精神病的な考えが顕在化したものなのかもしれない。

●症例一

三十八歳のマーサ・Aさんは元教員で今は家で二人の小さな子どもたちの世話をしており、心理療法家に紹介されてきた。心理療法家は夫婦関係についての患者の不満がゆがんだ考え方ではないか、そしてそれが妄想の表われなのではないかと考えたのだった。Aさんを診察した薬物療法家は大うつ病の症状を認め、すでに彼女のプライマリケア医によってなされていたフルオキセチン（fluoxetine）の処方に同意した。薬物療法家は患者に夫への妄想観念があることを予想していたが、思いやりのなさや対立などの些細なことが積み重なり徐々に問題となっていった結婚生活について、患者が論理的に信頼するに足る話し方ができることにも印象づけられた。診断面接の終わりにもまだはっきりとした診断が下せず、支持的ではないと患者が考えている家族からさらなる情報を得る機会も妨げられたので、薬物療法家は投影法による心理テストを受けるようにと薦めた。これによって患者がうまく隠している思考障害が明らかになるかもしれないと思ったからである。しかしAさんはそのテストを受ける前に服薬を中止し、心理療法家とも縁を切り、薬物を過量摂取して顕著な妄想状態となって病院に連れてこられた。

統合失調症の患者の中では物質乱用の併発が服薬不維持の主な原因であると報告されているが(Owen et al., 1996)、私の経験ではそれはどのような疾患の患者においても服薬維持を妨害するものである。善意ある薬剤師から、ある特定の薬を服用している間はアルコールを完全に止めるように言われた患者は思案の末、アルコールではなく薬剤の方を避け、また薬剤を処方してくれた人も避けるようになる。患者の多くは飲酒について隠したり少なく報告したりするので、何かそれを示唆するような証拠があれば具体的に質問したり繰り返し調査すべきである。アルコールの過剰摂取は処方された薬剤との薬力学的および薬物動態学的な相互作用と共に、患者の薬物療法計画を守る能力を損ねてしまう。飲酒と服薬維持の両方について正確に知るために第三者からの情報を得ることの重要性は強調されてしかるべきであるが、自分はアルコールを飲んでないと言い張るような患者は医師が情報提供者と接触するための同意を求めても反対することだろう。

たぶん薬物療法の対象として扱いやすい症状は、苦痛をもたらすほどに自我異和的で、治療に協力できなくなるほどには重症ではないものであろう。よって軽度のうつ病やパニック発作、発症したばかりの精神病などはこの点においては治療しやすいと言える。患者は症状を認識し、それが無くなることを望み、苦痛を緩和しようと進んで行動を起こす。しかしこのような患者にも、処方された通りに服薬する過程に他の要因が邪魔をしてくることがないとは言えない。

これらを考慮すれば、処方を決定する前に注意深く診断してケースごとに治療計画を立てることによって治療維持が高められることは明らかである。患者が最も苦痛だと感じている症状に特に注意しながら、薬物療法を充分に正当化する標的症状を明らかにするため特別な努力が払われなければならない。不安障害や気分障害に伴う物質乱用や人格障害のような重複診断も鑑別され、治療計画の中に含まれるべきである。精神病の存在やそれが病識に及ぼす影響についても臨床医の認識と充分な考慮が必要とされる。病気の否定や苦痛の原因の外在化があまりにも重大なために自主的な治療協約や参加がなされない場合は、さらなる治療努力のための決定が必要となる。中には機能的にかなり損傷しているにもかかわらず、充分な苦痛や動機づけに欠け、治療を拒むだけの力を持っているため少なくとも一時的には薬物療法に適さないと考えなければならない患者もいる。他の者たちには支持的で心理療法的な人間関係によって洞察力や信頼を醸成し、薬剤の効果を試みる意欲をおこさせるような環境をずっと提供することができる。最後に、いくつかのケースでは強制力が必要となり、適切に任命された後見人から治療同意を得る必要がある。これは症状を認識する能力や、症状が存在する結果がどうなるかや、治療の必要性を判断する能力が非常に限られていて、無能力と指摘された場合である。

薬剤効果

薬剤はすべて望ましい効果と望ましくない効果を持つものである。望ましい効果はどの患者にとっても治療的とみなされるものである。ある患者にとって望ましくない効果は、それが他の人にいくら役立っていても「副作用」とみなされる。これらの治療効果と副作用とのバランスは服薬維持における重要な決定要因である。臨床医が充分な治療効果が得られるまで副作用に耐えるようにと患者を説得できるかどうかは、治療効果と副作用のバランスの最終結果を決定づける重要な要素と言えるかもしれない。

患者とその処方医の両方を調査したある研究では、副作用が薬剤の服薬不維持に陥る一番大きな要因だということが両グループで確認されている（Warner et al., 1994）。副作用について話し合うことは、処方の選択に先立って行なわれるインフォームド・コンセントのための話し合いの重要な要素の一つである。私の経験では、患者はしばしば治療で何か心配な結果が起きる可能性を耳にしただけで、おそらく役に立つでろうと思われる薬剤での治療を始めることを拒むものである。危機管理のアドバイザーはめったに起こらない人命を脅かすような副作用と、良性だがより一般的な副作用の両方について話し合うことの重要性を示唆しているが、私の見るところ患者は生活の質に最も関係があると感じている局面に影響する副作用についての情報をはるかに重要視している。体重増加、性的機能の悪化、疲労感、不眠症の可能性などの方が、脳卒中や不整脈、さらには突然の心臓死についての話し合いよりもはるかに懸念を呼び起こすことが多い。例をあげれば、ジトリンら（Gitlin et al., 1989）の報告では、リチウム（lithium）を服用している双極性障害の患者の治療では、特に体重増加と認知面での症状が服薬不維持の重要な原因になっているとのことである。しかし以下で述べるように、臨床医は副作用によって危うくなりがちな服薬維持を高めることもできるのである。

㈠副作用の許容度

服薬維持は、特定の患者にとって我慢できる程度の副作用の薬剤を選択することによって促進できるものである。ある症状を治療するにあたって、たとえ同じように安全で効果的だとみなされていても、患者の個々の関心により、ある薬剤は他の薬剤よりはるかに受け入れやすいだろう。一般的な原則として、現在では薬剤によるそれぞれの治療段階で副作用の度合いに関しては非常にさまざまな選択ができるようになっている。例えばＳＳＲＩの抗うつ剤の副作用は、多くの患者にとって古い三環系抗うつ薬のものよりもはるかに受け入れやすいであろう。ある研究によれば、特に処方医が精神科医ではなかった時に三環系よりもＳＳＲＩでの服薬維持がずっと多くみられたとのことである（Fairman et al., 1998）。気分調整剤でも同様に、副作用の許容度にはかなりの相違がみられる。ディバルプロエクス（Divalproex）の副作用はリチウムのものよりはるかに受け入れやすいと言われているが（Weiss et al., 1998）、臨床医の多くはギャバペンチン（gabapentin）やラモトリジン（lamotrigine）のような最近出回っている抗けいれん剤性の気分調整剤の方がさらに許容度が高いと指摘している。向精神薬の中では、定型薬による錐体外路性の副作用による不快感や衰弱を避けられそうだということで、臨床医たちはより新しい非定型薬を使うようになってきている。

さらに個別的には、薬剤選択にあたって個々の患者のニーズも考慮されるべきである。食欲を増進するとして知られている薬剤は食欲がなくなっている悪液質の患者には喜んで受け入れられるだろうが、体重増加を心配する患者はこの副作用のためにその薬剤を敬遠するであろう。ある患者がよく眠れるようになるという理由で選んだ薬剤でも、鎮静作用がありすぎるということで他の患者には拒絶されてしまうものである。またあまりにも性的衝動を減退させるからといってまったく受け入れられない薬剤も、不快で強い性的欲望をコントロールできない患者からは高く評価され選択されるのである。

●症例二

ウォルター・B氏は六十七歳の大学教授であるが、大うつ病、糖尿病、そして末梢動脈硬化症を患い、パロキセチン（paroxetine）での治療を受けていた。気分と自律神経症状に改善がみられると、彼は次第に、明らかにその薬剤に伴う性機能不全に気がつくようになった。治療が始まって三カ月経った時、彼は突然自ら抗うつ剤の服用を止めてしまったが、その結果、不快な退薬症状が現われるようになった。目まいや吐き気を訴えて彼が精神科医を訪れた時、耐えがたい性機能不全や抗うつ剤を止めてしまった理由について話し合われた。この副作用は他の抗うつ剤に変えることで改善されたのである。

もちろん、どの副作用が個々の患者にとって耐えがたいのかを正しく評価するために、臨床医は特定の薬剤を処方する前に患者本人や患者の関心事についてよく知るようにするべきである。

㈡副作用の教育

治療に先だって患者に副作用についての教育を行なうことは、患者と臨床処方医の両方に、これからどのような副作用が起きる可能性があり、またそれにどう対処するかについて予想させることになる。この教育はまた、耐性の高い患者に処方する前に行なわれるインフォームド・コンセントの過程でも重要な部分となるものである。[1] 臨床医は、患者が往々にして薬物療法における人間関係以外の外部から薬剤についての情報を得ることがあると留意しておく必要がある。数年前にワーナーら（Warner et al., 1994）は、患者は精神科医が考える以上に自助グループや「医師用卓上医薬品情報事典」（ＰＤＲ：Physicians' Desk Reference）から情報を得ていると報告した。最近ではインターネット経由で情報を入手できる可能性が劇的に高まったため、患者の方が臨床医に新しい薬剤のことや旧来の薬剤の新しい使い方などについて教えることも稀ではなくなっている。主導権を握り、情報を集めている患者には、その情報のどの部分が治療に適用できるのかを理解してもらうために特別の話し合いが必要になってくるかもしれない。さらに処方箋によって調剤をする薬剤師は、患者がいずれにせよ何か通常とは異なった薬物配合（例えば勧められている最高量を超えた投薬量や、その薬剤師になじみのない薬剤の組み合わせなど）を受けている時に懸念を口にするかもしれない。私がこのような懸念を薬剤師から直接聞いたり患者から間接的に聞く時には、薬剤師もその薬物配合について教育を受けるかどうか確認するようにしている。折にふれ、薬剤師に何かの記事を送っていれば、自分の治療姿勢に対する意識を広げてもらえるし、患者の治療での薬剤師の支持を取り付けることにもなるだろう。

情報の出所が何であれ、適切さと明確さが非常に重要である。

患者は少なくとも以下について理解できなければならない（Anonymous, 1981）。

- 薬剤の名前（商品名と一般名）
- それを使う理由
- 薬剤が効いているかどうかをどのように見分けるか、効いていないと思える時はどうするか
- いつ、どのように服用するか、服用し忘れた時はどうするか
- どのぐらいの期間、治療が行なわれるのか
- 患者が知りたいと思うであろう副作用（そして非常に稀ではあっても、もしあるならば深刻な副作用

1．無能力と判定された患者にも教育は行なわれるが、中心となるのは、この情報が薬物療法に関しての決定を補佐する法廷指名の個人に与えられているかどうかを確認することである。

について）、起こり得る運転や仕事上での影響、またアルコールやその他の薬物との間で知られている相互作用

患者の教育のために一定の時間を費やすことは、精神科での最初の診療後、患者に大きな満足を与える要因の一つとして評価されるものである（Eisenthal et al., 1983）。教育的な話し合いを文字資料で補ったり、時に応じてそのコピーを患者の心理療法家に送ることなどは、多くの場合、役に立つものである。薬剤に関するこのような教育的な情報は、患者の理解や治療への取り組みを深めながら対話へと導くようなやり方で提供することが可能である。

適切な患者教育を行ないながら患者が治療を維持することを高める技術には、適切な内容だけでなく、適切な情報提示の仕方も必要とされるものである。ワード（Ward, 1991）は、患者の個性を考慮に入れず、説明だけに頼った患者教育の取り組み方の限界について述べている。例えば、彼はヒステリー性患者にはよりグローバルな情報を、強迫的な患者にはより詳細な情報を提供するようにと提唱している。彼はまた、回復期の物質乱用者には物質乱用と薬物療法の違いについて力説すべきであると述べている。そして「代替療法」に興味のある患者には「自然な」薬もまた薬であることにかわりはないという事実を話すよう勧めている。このような患者は処方された薬剤によって神経伝達物質が影響を受けることは「自然な」ことであり、不適切に高揚した気分や鎮静といった精神状態を作り出すことが目的なのではなく、その正常な機能を回復させることが目的なのだということを理解することができないかもしれない。

●症例三

三十八歳の会計士、アーサー・C氏は彼が加入しているHMO（保健維持機構）の病院の他に、大うつ障害のための薬物療法を受けられるところを捜していて、その診療のためなら喜んでお金を払うと述べていた。それというのも彼は、自分の臨床医による診断や治療についての情報が限られていることに大変失望したからであった。彼はブプロピオンSR（bupropion）を処方されていて、その薬の作用機序、別の選択をした場合の相対的な長所と短所、提示された治療期間、副作用の可能性、そしてもし治療が期待された通りに進まない場合には他にどのような方法を取れるのかなどについてたくさんの疑問を抱えていたのだった。現実にはHMOの臨床医は適切な抗うつ剤を選択し、患者も最小の副作用があっただけで大変良い反応を示していた。病歴を集めたり詳細な患者教育のための最初の診断に続いて、どこで情報をもっと得られるかについて補足されたので、患者はそれ以上の情報を得ようと精神科医に時間を割かせるという特別な要求はしなかった。

それと対照的なのが四十一歳のヘア・スタイリストであるアンジェラ・Dさんの場合である。彼女は全般性不安障害でブスピロン（buspirone）を処方される予定だったが、あまりその薬剤について言わないでくれということで面接が始まった。「私は効く薬が欲しいのです。でも先生が注意したすべての副作用が出てしまうのです」そこで薬剤の一般的な安全実績や、最も深刻だがほとんど見られない有害な反応の可能性について簡単に述べて安心させると、患者は充分な情報を得たと感じ、薬剤を服用して良い結果を得ることができた。

㈢副作用を観察する

治療期間を通じて副作用を観察し続けることは、服薬維持を高めることにつながる。治療の始めだけ副作用について教育するのでは明らかに充分とは言えない。むしろこれまで述べてきたように、副作用についての最初の話し合いは、薬剤の望ましい効果や望ましくない効果についての意見を交換する継続的な相互作用の過程の始めとなるものである。最初に提示された情報を記憶に留めるのには限界があるので、それ以後の話し合いでも、ただ単に最初の情報を伝えていくことが必要となるかもしれない。新しい副作用が出現することもあり、その中には最初の話し合いでは予期できなかったようなものがあるかもしれない。患者が最初は見逃したり我慢していた経験が、そのうちに薬剤の副作用や副作用の可能性として認識されるようになると、これは治療を維持することに徐々に影響を及ぼすことになるだろう。標準的な診察とともに臨床検査を行なえば、今の治療の安全性を再確認するのみならず、潜在的な危機（例えばリチウムを投与した患者に、はっきりした甲状腺機能低下の症状が見られる前にＴＳＨ〈甲状腺刺激ホルモン〉が徐々に上向いているようなこと）を、それが臨床の懸念事項になる前でも明らかにすることができる。

結局、薬剤を受け入れやすくするためには効果的な治療行動が必要とされる。臨床医は副作用が服薬を容認したり続けたりする患者の意志を妨げることを理解している。しかしある患者グループから集められたデータによれば、副作用は治療効果のある薬と関連づけられる場合には、それに耐えようとする意志がみられることが示された（Warner et al., 1994）。しかしながら臨床医としては時にはもっと我慢できる程度の副作用の薬剤を見つけられることを期待し、患者に効果のある薬剤を止めるように説得するという慣れない仕事をしなければならないこともある。次の話がこれを表わした例である。

症例四

エルウッド・E氏は四十二歳の男性で抑うつと不安に長い間悩まされていたが、フェネルジン(phenelzine)を試しに服用し始めてから二週間後に私の診察室のドアの前で顔に喜びの表情を浮かべ、経過報告の診療を待っていた。しかしながら奇妙だったのは、彼が両手両膝をついて四つん這いになっていたことだった。私が近づいていくと彼は、「この新しい薬は素晴らしいですよ！　気分もやっと良くなって心配もなくなりました」と元気良く話した。診察室に招き入れるとその格好のまま入ろうとしたので、立った方が良いのではないかと言ったところ、「すみません。立つと目まいがするので」というのが答えであった。我々はすぐにその目まいと闘う方法も同じように見つけることができたが、彼にとって目まいは自分が精神病の症状の苦痛から解放されるための小さな代償だったのである。

薬剤の望ましい効果が不快なまたは潜在的に有害な作用を伴う場合には、それを除いたり軽減したりする方法を見つけるまでの間は、大体においてその薬剤の使用を続けることができる。その他の場合では、患者の協力を得て、安全で許容できる治療を達成するために代わりとなる薬剤を突きとめる必要があるだろう。

治療への近づきやすさ

ワーナーら（Warner et al., 1994）によって明らかにされた治療維持への障害の中で患者が鍵となる要因として挙げているのが、生活習慣を支えてくれるものがないということである。興味深いことに、患者では四〇％が、しかし精神科医では三％だけがこれを治療の不維持への障害の上位三位に入るものと考えているのである。これは臨床医が、治療の維持に大きな影響を与える患者の社会的、職業上の生活の安定により注目する必要があるということを示している。

●症例五

ジェニファー・Fさんは五十二歳の女性で、双極性気分障害、境界性人格障害、軽度のアルコール依存症と診断されていた。薬の服用によって正気が持続し相対的に安定していたにもかかわらず、彼女の生活には感情的な不安定さや経済的な重圧や予期できないような人間関係が見られた。いくつかの破壊的な生活上の出来事が起こったり心理療法家が休暇を取ったことも含め、対人関係でのストレスがたまり、彼女は予約した薬物療法家の診察の場に現われず、自分の部屋に閉じこもってしまった。臨床医が電話で彼女の容態を尋ねた時には、Fさんは怒りの口調で薬を全部トイレに流してしまったと言った。そして「薬を飲む前はとても気分が良かったのに、たぶんあの薬のせいで気分が悪くなるんです。忙しくしていろいろ悩まないようにするのが必要なだけです」と言ったのだった。

治療の維持を支える治療計画では、患者の毎日の日課を必ず考慮に入れなければならない。臨床医は患者の生活の中で治療参加を促すような要因を理解し、同時に規則的な服薬予定を守ることを困難にする要因についても理解しようと努めなければならない。薬物療法と協力して行なわれる心理療法によって、患者は生活の場での不安定要因を述べることができるだろう。患者の支援システムを強化する方法を見つけたり、地域活動や友の会などに参加することを勧めたり、患者の居住、経済あるいは職業上の心配事を援助できるようなサービスについて助言を与えることなどは、そのすべてが患者の日常の安定性を増す助けになる。

生活が混沌として何が起きるか予想できない患者やホームレスの患者は、一日三回の服薬は言うまでもなく一日一回の服薬も管理することができないであろう。服薬管理の複雑さに加え（Blackwell, 1976）、その他の多くの問題が治療への取り組みに影響を及ぼし、それゆえ服薬維持にも影響が及ぶ可能性がある。例えば今日ではマネージドケア（管理医療）による健康保険は、限られた数の臨床医しか認定しておらず、治療費を払い戻す病院も限られた数しか指定していない場合には、患者が処方医を見つけることは困難である。最初大きな苦痛を抱えている間は、患者は指定病院での診療を受けるためであれば不便な道のりもものともしないであろう。ところが時が経ち患者の注意が別のものに逸れるようになると、不便な場所にいる処方医に会うための時間が治療の不維持の重要な要因になってくる。同じことは面接時間の予約にも言えるであろう。標準的な時間に仕事をしている患者は、処方医が同じ時間帯に診療し、週末や夜間の診療をしないのを知ってうろたえることになる。効率を良くしようとしたり、たぶん雇い主からの圧力もあってか、患者は治療をもっと便利なものにするため予約の間隔をどんどん広げたり電話での面接にしたり、さらにはインターネットで相談したりするようになるだろう。

●症例六

ハリエット・Gさんは六十三歳の女性で全般性不安と大うつ病に罹っており、大学の教育病院に治療を受けにやって来た。彼女はよその場所での治療ミスを恐れ、間違いのない治療をしてくれる専門医を探し出そうと思ったのである。したがってそのような専門技術のためなら彼女は喜んで片道一時間の運転もしたし、自分の保険に適用されない臨床医に自腹を切ることもいとわなかった。パロキセチンとブスピロンを組み合わせることで彼女の症状は軽減した。しかしながら彼女は次第に費用のかかる不便な面接をするのをためらうようになり、その結果、治療はうまくいかなくなった。代わりに彼女は電話で自分の臨床医に薬剤を変えたことを知らせながら自分自身で薬剤の用量を操作し始めた。結果は思っていた通り、医師‐患者間の関係が弱くなるにつれ、治療からの孤立感が強まり、薬剤の用量も統一がとれなくなり、症状の再発となった。

一般的に、患者に不便で負担になりそうな治療であれば奨めるべきではない。面接の継続、服薬プログラムを維持するためには治療の場や時間が便利で実際的であることが最も望ましい。

治療の中断は現在の医療環境ではますますよく起きるようになっているが、それが治療計画の維持に大きな混乱をもたらしている。今日では臨床医が長く一箇所に勤め続けるよりも、一連の仕事をしながらいろいろな所を回ることの方が一般的である。したがって、患者たちは医師の移動に伴い新しい臨床医に出会うというストレスにさらされることになる。また、新しい臨床医はさまざまな治療段階の多くの患者に対する責任を引き受けることになり、ただ適切というだけでなく賢い薬剤選択ができるほど一人一人の患者をよく知ることはできないかもしれない。同じように患者の側でも、その雇用主が保険業者を変えるごとに臨床医の診察を受けることができるようになったりできなくなったりするのである。その結果、現在では患者と臨床医が長く付き合える見込みは失われてきている。言うまでもなく治療の維持もさまざまな仕方で悪い方向に影響されてしまうだろう。患者の現在と過去の完全な服薬記録に詳しくない臨床医は、前の臨床医の処方による薬物療法の理由を充分には理解できないかもしれない。さらには臨床医と患者の関係がその継続期間も予測できず、このような行き当たりばったりの組み合わせになることで、服薬や診察を早まって中止したり、もはや必要でない薬剤をうまく中止できないというようなことが助長されてしまうのである。

薬剤の費用が服薬不維持の原因になると臨床医には広く信じられている。確かに薬剤の値段はある患者、特に限られた一定収入の患者が一般的になっていない新しい薬を入手する必要がある場合には非常に高価なものとなる。しかし興味深いことにワーナーら（Warner et al., 1994）の調査によると、このことが服薬不維持の原因となる場合は少なく、一四％の患者だけが上位三つの理由に入れていた。にもかかわらず特に薬剤の値段が重くのしかかっているのが、年長者と重度で持続的な精神病の二つのグループである。これらのグループでは各月の薬剤にかかる費用が家賃や食費までをも簡単に上回ってしまうのである。

●症例七

テランス・Hさんは三十八歳で失業中の精神科看護師であり、統合失調感情障害と診断され、障害年金とメディケア（医療扶助金）で暮らしていた。大変限られた収入なので彼には自分の保険では賄えない薬剤、特にオランザピン（olanzapine）（これは彼にとって副作用が以前使っていた定型性抗精神病薬よりはるかに好ましいものであった）を買う余裕がなかった。彼は自分の経済的な悩みを恥じ、そのジレンマを精神科医と話し合うことはせず、買えない薬を中止することにした。心理療法で通りがかりの人に対する妄想観念が顕著な話題になった時、彼の心理療法家は処方医に電話でこの問題について知らせた。彼は患者援助制度に登録して、その後のオランザピンの使用は無料で手に入れることができた。

それぞれの種類の薬剤には高価なものもあれば比較的安いものもある。概して化学成分名の薬剤（訳

注：ゾロ薬品）は商標名のついた薬剤よりも廉価である。処方書にある薬剤は処方書にない薬剤より廉価である。より高価な薬を処方することが医療的に必要だったりその方が賢明とされる場合には、患者援助制度に登録することにより無料の治療を受けることができる。しかしながらこのような援助が必要だと認められるためには、患者と臨床医が対話をし、協調の精神で薬剤に関連して起こる問題を解決するために協力して診療に当たる必要がある。

患者の社会的支援システムは精神科の薬剤がどのように服用されるかということに大きな影響を与えるものである。患者によっては自分の家族が同じような問題で服用している錠剤を試すことがある。時にはその「試し」の錠剤が、すでに服用している薬にプラスして使われることもある。精神障害に対して偏見があったり、それを否認して服薬も認めない家庭では、患者は薬剤を内緒で服用したり軽率に中止してしまったりすることがある。確かに家族の支えがあれば、ほとんど場合、患者の服薬維持は高められるし、特に薬剤管理が複雑な場合には家族の支えが不可欠なものとなる。

●症例八

三十二歳の教師であるエレーヌさんは結婚前から長い間、双極性障害を患っていた。実際にはリチウムのおかげで長年良い状態が続いていたが、夫はリチウムの必要性を信じようとせず、彼女が薬を服用するのを見るたびにあからさまに不満を表わしていた。その結果、離婚の危機となるようなひどい喧嘩が起こった。最初は彼女は夫の望みに従おうとした。そしてリチウムを止めたところ、その後すぐに気分が不安定になり、いらいらが再燃してしまった。彼女はこのことを自分の臨床医と相談し、臨床医と彼女はうまくいきそうな解決方法を話し合った。結局彼女は薬は内緒で服用することにして、この問題について怯えずに話し合うことのできる夫婦相談会に夫を出席させることにした。

家族からの情報に強い影響を受ける患者の場合には、家族を治療に組み入れることが役に立つこともある。薬物療法家が患者の配偶者や患者の生活で重要な位置を占める人からさらなる情報を得られるなら、これらの人々の存在は大変貴重なものになり得る。家族が薬剤プログラムの維持を支援できるかどうかが、多くの場合、治療の成功と失敗を左右することになるだろう。

場合によっては服薬維持を妨害するものが主に患者の外部からの力であったり、それも患者の通常の支援システムからのものということがある。例えば患者は抗うつ剤を服用することが後の生命保険の利用に影響を与えないだろうかと心配するかもしれない。また安全確認が必要とされるような仕事に従事する者は、血液検査で検出される薬剤の服用を拒否することもあるだろう。

●症例九

民間パイロットでうつ病に罹っているロナルド・J氏は重度の症状が出た時にフルボキサミン(fluvoxamine) の治療を受け、その恩恵を得ていた。症状が緩和されるとすぐに、奨められた六カ月の持続使用を続けるよりもその薬剤を止めたいと訴えた。「この薬を飲みながら仕事には戻ることはできないんです。だから何と言われても止めなければいけないんです」

精神科の診断名は我々の社会では依然として偏見に包まれていることを認識する必要がある。患者が実際の職業上やその他の必要から薬物療法を続けることが難しくなった時には、臨床医は患者が他の選択肢を考えるための手助けができる。症状の再燃や再発が起こりやすいようなら職業的なカウンセリングや違う職種を考えてみるように勧めることが適切だろう。しかし薬物療法を止めることが理にかなっているならば臨床医は患者に薬剤を安全に止められるよう手助けし、症状と取り組むための他の方法を勧め、治療へと導くようにしなければならない。

治療的な関係

治療の維持を促進したり妨害したりする影響力についての話し合いでは、処方医との関係が重大な役割を果たすということを認識する必要がある。このことは、例えば患者の気持ちや学習の仕方に沿った形で患者教育を行なうことの実際的な価値について強調してきたように、部分的に触れてきている。しかしここではその話し合いについてもっと掘り下げ、治療計画の維持が仕事の関係や処方医との転移関係、協力し合っている健康管理提供者との関係、そして患者が錠剤それ自体に抱いている「関係」などによっていかに影響されるかについて述べていくつもりである。

精神科外来の初回面接にやって来た新患八十二例を継続的に調査したところ、二回目の面接に再び現われた患者は全体の六五％にすぎなかった。再来するかどうかの数少ない予測因子の一つは、患者が「最初の診察で理解され、面接に満足した」という思いを抱いていることであった（Zisook et al., 1978-79）。アイゼンタールら（Eisenthal ete al., 1983）は、治療関係の早い段階で患者の「要求」が何なのかを突きとめ、その要求に言及して患者の同意を得ることにより、協働的な同盟を築き上げる重要性を評価している。言い換えれば、患者が治療で何を求めているかを知ることが重要なのである。時にはそれは非常に基本的なものかもしれないし、時にはまったく現実離れしたものかもしれない。今日の患者中心の医療環境の下では、我々臨床医には結局、患者が役に立つと思うようなサービスを提供する最終的な責任があると気づかされるのは当然のことである。さまざまな場面での困難が増大して、面接時間を短くしたり、その間隔を延ばしたり、処方医の役割を「薬の補充」だけに狭めたりしてしまえば、話を聞く、強調する、明白にする、解釈する、教育する、忠告するといったその他の臨床的な役割を犠牲にして、処方するという役割だけをあまりにも簡単に増大させるばかりである。このような状況下では協働的な同盟を強力で役立つものにすることはきわめて難しくなる。

処方の役割を担う臨床医が憶えておかなければならないのは、協力して取り組んでいると感じていない患者に服薬維持を期待しても無理があるということである。協働的な同盟を築くためには患者の治療に対する期待や希望を見極め、それについて言及し、その通りかどうかを確認することが有益である。治療の維持について定期的に質問するのが、薬剤が実際に指示通り服用されているかどうかを評価する一番良い方法であり（Rudd, 1979）、そしてまた治療過程で臨床医が引き続き努力しているのを示すことになるであろう。同じように治療効果および副作用についても定期的に評価をすれば価値ある情報がもたらされるだけでなく、患者にも治療関係の協働的な性質を気づかせることになる。この関係で最優先されるものは、患者に受け入れられたという感じを抱かせ、患者が自分の価値やニーズを無視する権威者との「主 - 従」の関係ではなく、一人の人間としての「主 - 主」の関係に参加していると感じられることである（Docherty et al., 1977）。このような関係が確立されれば、臨床医が薬剤の効果や症状、そして精神状態に対する質問をしても、それはうっとうしい尋問ではなく患者を気遣う質問として捉えられることになる。

協働的な同盟のほかに、各々の治療関係には初期の関係で培われた一連の期待や感情が付随する。これらの転移や逆転移の感情は簡単に意識されるものではないかもしれないが、臨床の相互作用に大変大きな影響を与え得る。患者と薬物療法家との接触はかなり短く頻繁に行なわれるものでもないので、この関係に対する転移的な期待は検討されたり注目されることもなく、大きく膨らむ余地がある。臨床医もまた過去の経験に由来する感情を現在の患者に投影することに無防備な状態である。

●症例一〇

患者のデボラ・Kさんに重大な発疹が現われたので、私は抗うつ剤のシタロプラム（citalopram）を徐々に減らし中止するように頼んだ。発疹はおさまったが、我々はそれがシタロプラムのせいか、それともシタロプラムを試している同時期に必要だった抗生物質のせいかという判断がつかなかった。そこで私は休暇をとる前に、効果的でかつ充分な許容性があることを願いながら彼女にサートラリン(sertraline)を処方した。彼女には何か問題が起きた場合に私や私の代わりとなる臨床医への連絡方法も知らせた。休暇から戻るとボイスメールで彼女の伝言が届いていた。彼女はおどおどした口調で、サートラリンが一週間経っても効かないこと、だからひどくなってきた抑うつの症状を軽くするためにそれを止めてシタロプラムをまた始めると述べていた。私が困惑したのは、彼女がこの決心をするのに私や代わりの臨床医に何も言ってこなかったことであった。私は患者に怒って批判的な調子で話したのだが、その行為は私がいつも患者に取っている態度とは違うことににがにがしく気がついた。最初は、危険な結果をもたらしていたかもしれない患者の衝動的で一方的な意思決定の過程からはずされていたのだから、私の怒りは正当なものだと考えていた。しかし不相応に強く思われた自分の感情を内省的に分析して初めて、私は何十年も前、同じくデボラという名前の患者が私の休暇中に薬剤を乱用し、私の代わりの臨床医に連絡もせずに自殺してしまったことを知った時、いかに無力感と怒りを感じたかを思い出したのである。自分の逆転移の感情を認識することで、私は患者への対処方法を再評価できた。そして患者とその状況を落ち着いて話し合うことができ、治療をどのように安全に進めるかについても合意することができた。

臨床医にはそれぞれ、患者に対する自分の感情や反応を観察し、治療の場以外で言及された感情や意見によって治療が妨害されないよう気をつけるという責任がある。この過程ではスーパービジョンが良い治療関係をつくるために継続的な役割を果たすことになる。また臨床医は自ら教育分析を経験することによって内面を見つめ、対人関係へ自らが与えている影響を確認するという習慣を身につけることもできる。処方医の役割が狭い範囲に限定されている医療環境でも、より伝統的な心理療法の方法を補うことのできる評価と介入の技術を取り入れることによって、処方医の効率を高めることは可能である（おそらくまた不可欠でもある）。例えばある研究では、うつ病やコカイン依存の外来患者の間では治療動機づけをする面接技術が治療の維持を高めることに役立つことが明らかにされている（Daley et al., 1998）。面接でのやりとりの場面では相手側の視点や価値を理解し、お互いに同意可能な解決策を捜すことが強調される。このことはまた、治療の維持や解決策を案出する際に障害となるものを同定するための貴重な手立てとなるものである（Fisher & Ury, 1981）。薬物療法家は最初の懐疑感や協力的な話し合いの時間が限られているなかで患者の協力を取り付け、それをやり遂げる必要があるので、説得力を身につけることも要求されるだろう（Schiffman, 1999）。

後の章で詳しくみることになるが、他の重要な治療提供者との相互作用のなかで初期に培われた転移感情は、治療同盟よりも際立った役割を果たすことがある。治療初期にひどく苦痛な経験をした患者は薬剤は苦痛、有害で、飲まない方が良いと思っているが、信頼を学んだ患者は処方医に信頼の気持ちをもって近づいていくだろう。どのような診断の患者でも起きることであるが、転移感情が基になった複雑で機能不全に陥った薬剤の用い方は人格障害の患者の治療でよくみられる。うつ病の患者は、処方医は自分が回復するとは思っていないだろうと確信して服薬を止めてしまうことがある。不安症状の患者は、治療者や薬剤に依存するのではないかとの無意識的な恐れが働いて、処方された用量の全部ではなく一部だけを用心深く服用するかもしれない。妄想患者は、臨床医が仕返しするかもしれないと恐れて薬剤の中止を隠すかもしれない。薬物療法をしている境界性人格障害の患者は、臨床医に対する自分の感情を象徴するようなやり方で薬剤を用い、治療提供者に無意識の感情を表わすかもしれない。転移の状態如何で薬剤は心遣いの表われとなったり、防衛や無力感の証として機能し得るのである。自主性を主張するか、それとも臨床医の言う通りになるかという葛藤の中で、境界例の患者は指示通りに服薬することをあからさまに、あるいは密かに避けるようになるかもしれない（Koenigsberg, 1991）。薬剤を指示通りに使用しなくなることは転移感情が最も強い時に起きやすく、それは例えば個人間の関係を失ったりそれに失敗した時、臨床医に対して肯定的、否定的な感情を強く抱く時、また患者が治療者への依存感情を否定したいと感じる時などである（Waldinger & Frank, 1989）。

●症例一一

アイリーン・Lさんは対人恐怖症と軽度のアルコール依存症のためネファゾドン（nefazodone）とナルトレキソン（naltrexone）の処方を受けていたが、過去三カ月間ナルトレキソンを服用していないことを私に打ち明けた。ナルトレキソンが肝臓に害を及ぼす可能性があると本で読み、この薬を怖れるようになったからである。その結果、彼女は家庭で残虐になり予測のつかないことをするように

郵便はがき

料金受取人払

杉並南局承認

49

差出有効期間
平成17年5月
20日まで

（切手をお貼りになる必要はございません）

168-8790

（受取人）
東京都杉並区
上高井戸1－2－5
星和書店
愛読者カード係行

ご住所（ a.勤務先　b.自宅 ）

電話　（　　）　e-mail:

勤務先　|　ご専門 所属学会

(フリガナ)
お名前　（　　歳）

※どちらかに○をつけてください。
Book Club "PSYCHE" 会員ですか。（ はい ・ いいえ ）

会員番号（会員の方は必ずお書きください。）

お買上書店名　|　市区県　|　書店

書名　**薬物療法における医師－患者関係**

★本書を何でお知りになりましたか。

1.新聞・雑誌広告　　2.書評または紹介記事（掲載紙名　　　　　　）

3.書店で見て　　4.知人からの推薦

5.Book Club "PSYCHE"〈当社の特典付会員制販売システム〉

6.当社からの広告　　7.その他（　　　　　　）

★購読されている新聞・雑誌は何ですか。

新聞（　　　　　　）雑誌（　　　　　　）

★本書についてのご意見、ご感想をお聞かせください。

ご注文欄

書名	冊数

□Book Club "PSYCHE" 会員案内希望（無料）　□図書目録希望（無料）

オモテ面に、ご住所・電話番号等お書き忘れのないよう、お願い致します。
なお、当社ホームページからもご注文いただけます。
URL http://www.seiwa-pb.co.jp

なった。私は彼女に向かって尋ねた。「あなたは毎月私のところに来ていたでしょう。毎回私はナルトレキソンは効果が出ているか、そして副作用がないかどうか尋ねましたよね。あなたは薬は効いているようだし、副作用もないと言って、続けて処方を受けています。どうして薬を服用していなかったことを私に言わなかったのですか？」すると彼女はいとも簡単に「先生に怒られるのが怖かった」と答えたのだった。そこで私の役割や期待をはっきりとさせ、転移がどういうことかについての話をし、我々の比較的しっかりしている治療同盟に強く訴えたので沈着さも充分に確立され、もはや彼女には必要がなさそうに見えたナルトレキソンを中止することができた。さらに自由に話し合いをすることで、自分が正しいと思っているものを手に入れ、薬剤の助けを借りずに自制できることへの自信を表わすことができるようになると彼女に強調したのだった。

患者の薬剤との関係や治療計画に対する維持の度合いは、患者の生活における他の重要な人々との相互関係から影響を受けるものである。患者と薬剤との関係には大いに置き換えられた感情が含まれている。この感情は処方医に向けられたり家族の人たちにも向けられるだろう。スミス（Smith, 1989）は下記のように述べている。

これらの置き換えられた感情は治療不維持の大きな要因を占めている。例えば両親に対して怒りを持っている患者は両親を罰しようとして服薬を止めてしまうことがある。彼は自分の動機についての洞察を得ることもなく、ただ（怒りがある）時には薬剤を飲むとむかむかすると思うだけかもしれない。妄想患者であれば錠剤は当局が自分に害を与えようとしている明白な現われだと考えるかもしれない。同じように薬剤は時に患者が自分の世話人に対する嫌悪を転移する手段ともなり得る。このようなことが起きる場合には、自殺を試みたり遂行してしまうといった悲劇的な結末にもなりかねない(pp.92-93)。

●症例一二

私がこの仕事を始めた頃、慢性の統合失調症患者であるアーノルド・Mさんを診るように頼まれたことがあった。彼は州立病院の長期入院患者であり、治療で用いたトリフルオペラジン（trifluo-perazine）によって重度のパーキンソン様の振戦が起こっていた。私はアダムス医師という、患者の要望に細やかな心遣いができる穏やかで共感的な同僚の代わりだった。時間に追われていた私はいくらか機械的な診察を行なって、適切な用量のベンズトロピン（benztropine）（コジェンチン）を処方した。次の日、ふるえに改善がみられるだろうと考えていたにもかかわらず、M氏は私をホールの隅に連れて行き、悲しげな調子で次のように言ったのだった。「あなたのコジェンチンは飲みたくないです。アダムス先生がくれたコジェンチンの方が良いです」と。

我々は主に「処方医」や「薬の補充者」[2]として機能しているのかもしれないが、診断したり、処方を調節したり、患者の言葉に熱心に耳を傾けたり、感情移入したり、支援したりといった臨床技術の全領域を考慮し続けていかなければならない。特に対話や情報交換が規範となるような治療では、転移やコミュニケーションに起こりがちな事実の歪曲に注意を払っていれば治療計画への維持を促進することになるであろう。

多くの患者にとって最も重要な対人関係は心理療法家とのものであり、心理療法家が同時に処方を行なう精神科医であるということはますます稀になってきている。心理療法家は服薬維持を促進したり、またそれを台無しにすることもできる立場にある。それゆえ本書でも、また他でも長く論議されているように、処方医と心理療法家の協力が治療にとっては非常に重要である (Sederer et al., 1998)。しかしここでは処方医は診断や治療の選択、その選択に対する理論的な説明、心理療法家に薬物療法を賢明なやり方で支援させる治療計画などについての充分な情報を心理療法家と共有すべきであると述べるにとどめておこう。同様に薬物療法家も心理療法家が治療として何を行なっているかについて正しい認識を

2. この言葉をここで使っても、心理療法が費用のかからない臨床家に割り当てられている臨床の場では、精神科医は主に処方医として働くことになるという現在広く行き渡った意見を容認しているわけではない。この特殊化された精神科医の役割に伴う表面的な便利さと、またおそらく経費節減（論）によって、重要な臨床上および危機管理上の問題は覆い隠されてしまっている。すなわち精神科医は、自分たちがただ〝薬の補充者〟として仕事をしているだけだと感じる時でも、患者の臨床上の問題や広い意味での治療計画を理解することに責任があり、処方を合理的に行なう責任を負っているのである。

持つ必要がある。バロン（Balon, 1999, p.23）が力説しているように、「薬物療法家と心理療法家との協力的な治療では、心理療法家は薬剤に対して積極的な姿勢をとり、薬剤の一般的な治療効果や副作用について知り、患者に忠実な服薬維持の必要を思い起こさせ、そして薬物療法で問題が起きた時に患者の擁護者となる用意ができている」のである。

結論

我々はより特異的で許容度の高い薬剤の出現を待ってはいるが、それでもなお治療の維持に影響を与える要因やそれに対する我々の取り組み方にもっと注意を払うことによって治療効果を高めていくことができる（表4-1参照）。各々の患者の苦痛や治療動機の度合い、薬剤の効果や副作用、治療への取り組み方や内容、処方医との治療関係などに注意が払われなければならない。それぞれの事項に対しては、治療の維持の問題を扱うための具体的な介入技法がある。このように治療の維持は高められ、我々が処方する薬剤も患者にその潜在能力による恩恵をより多く与えていくことになるであろう。

表４-１　薬物療法における服薬維持の向上への阻害因子とそれへの介入技法

薬物療法における服薬維持への阻害因子	推奨される介入技法
苦痛と動機の程度	
少ない	診断と症状が薬物療法に適切かどうかを調べる どの症状が患者にとって最も重要かを調べる 合併疾患がないかどうか調べる
否認	否認の度合いを調べる
外在化	治療を承諾したり拒否したりする患者の能力を調べる
薬剤の効果	
副作用	許容できる副作用の薬剤を選択する 治療中の患者一人ひとりにとって，許容できる副作用の薬剤を選択する 副作用について適切なやり方で適切なだけ患者に教育する 副作用の臨床症状と検査所見を監視する
治療効果	薬剤の治療効果を判定し監視する
治療への取り組み	
無秩序な生活，日課の欠如	患者の生活の日課を調べる
制度上の問題による断続的な治療	治療の継続方法を調べる
治療費の支払い不能	薬剤も含め治療費用を調べる
治療に対する他からの圧力	社会的支援制度を調べる 雇い主からの影響や潜在的な影響を持つ外部要因を調べる
治療関係	
治療同盟	治療同盟を調べる
逆転移	逆転移を調べる
転移	転移を調べる
薬剤との“関係”	薬剤との関係を調べる
共同で働く心理療法家の役割	共同で働く心理療法家の影響を調べる

第五章
転移と逆転移

マイケル・D・ジブソン（Michael D. Jibson, MD, PhD）

●症例一

Aさんは三十五歳の独身女性で、D医師のクリニックに抑うつの診断を受けにやってきた。きちんとした身なりで職業を持ち、とても魅力的な人であった。彼女は長く続いていた婚約者との関係が終わって以来、欲しかった家庭への見込みもほとんどなくなり、経済的にも大変な重荷を背負うようになって、うつ状態がだんだんひどくなったと訴えた。最初の面接で彼女は問診のすべてに簡潔に答え、それ以上のことは何も言おうとしなかった。経済的事情で同時に心理療法をすることは許されないので、自分の望みは抗うつ剤の処方を受けることだけだとはっきりと述べた。彼女の振舞いは緊張していて、どこか怒っているように見えた。彼女は大うつ病の診断基準のすべてにあてはまってはいたが自殺傾向は強くなく、明らかな身体医学上の問題もなかった。四十五歳の既婚男性のD医師はある薬剤の利害について話し、処方箋を彼女に出し、次回の面接予約を適切な期間内に取り決めた。

Aさんは薬の服用を守ったが、症状には穏やかな改善がみられただけだった。彼女はその薬の限られた効果には不満を洩らしたが、それを続けることをいつも承諾した。彼女の緊張や怒りはそのままで、D医師が彼女の問題についてもっと詳しく話し合おうとしても彼女はそれを避けていた。D医師はだんだん防衛的になり、また欲求不満を抱くようになった。彼はこの症例を毎週の同僚とのミーティングで見直してみて、彼女の人間関係、経歴、家族に関して基本的に欠陥があり、それゆえ必然的にがっかりさせるものであると信じていたことに、彼自身の個人的問題があることに気づいた。医師は彼女の選択に対する彼自身の潜在的な怒りを認識して初めて、彼女に「あなたは抑うつというより、いつも怒っているようですね。それも同じように解決していく必要がありますね」とはっきり説明することができた。オフィスから出て行こうとした彼女は、自分について「こんな抑うつの人ばかりで嫌になりませんか?」と聞いた。彼女は自分がこんな質問をするのは良くないと、すぐにその質問をひっこめた。が、D医師はその時初めて、彼女が医師を訪ねることに深く傷ついていることに気づいた。時間が限られていたので、彼は彼女にその苦痛の現実とそれが治り得るものであることを改めて説明した。その後の面接ではたくさんの個人的な問題を簡単に掘り起こし、それが彼女の抑うつを解決するのにとても役立った。

転移とは、過去の重要な関係に由来する感情や思考および態度を現在の状況に置き換えることを意味する。この概念は最初は精神分析での具体的な現象を表わすためのものであったが、すべての個人的な相互作用で転移が起こるのは明らかである。実際、人生における諸関係の様相は過去の経験に強く影響を受けている。信頼や友情、そして愛する能力は、相互作用の形態や個人的な期待、感情の豊かさ、人間関係での曖昧さへの許容度などと同じように、すべてが初期の経験と密接に結びついている。

治療の技術や理論が発展するにつれ、転移感情は純粋に無意識の衝動や葛藤から引き起こされるだけでなく、むしろ現在の状況に適切に反応しようとして起こることがはっきりとしてきた。患者と治療者の出会いはすべて、その出会いへと至らせたそれぞれのいきさつのみならず、両者の関係の現実をも巻き込むものである。それゆえほとんどの転移感情は現実の状況のある側面から誘発されたり、それに関連したものになるであろう。逆に言えば、現実の状況に対して適切であることが明確な感情ですら、ある程度は転移によって決定づけられているのである。

臨床の場では転移感情は特に顕著である。このような状況では、転移は患者が精神科医に持つ感情として広く定義されるであろう。さらに拡大するなら、患者は処方された薬剤、それ以外に行なわれている治療形態、臨床の場、またより大きなレベルでの治療施設に対してもそのような感情を持つのである。

●症例二

F医師は午後の予定表に書かれたC氏の名前を不快な気持ちで見つめていた。C氏は毎月の面接に決まって遅れて来るのだった。それも二十分の面接で最後の五分前に入ってきて、それからたっぷり二十分が薬剤に対する彼の反応について基本的な情報を聞き出すために費やされるのだった。F医師のその後の予定はいつも予約で一杯だったので、スケジュールを調整するところがなかった。したがって、よくあるように彼女は手短に質問して急いで薬を再調整し、C氏との時間を短くしようとした。不安とひどい回避性の特性をもつC氏は面接を持続するのは苦痛だったが、他の点では治療で言われたことに厳格に従っていた。しかしF医師は、C氏が短い自分たちの面接で生じる治療の親密さをできるだけ少なくしようとしているのではないかと考えていた。彼女はこの機会に面接が彼の気分を不安にさせるかどうか聞いてみた。すると明らかに、彼はその質問に答える時にはいっそうの不安を見せたが、彼女にそのような感情はないと断言した。そしていつもよりもっとそっけない答えをして面接を早く切り上げようとした。

彼が帰ってからF医師が彼の遅刻について受付の人に話したところ、彼が一時間に一本の市バスで面接にやって来るということを教えられた。彼の選択肢は四十五分早く着いて待合室でたくさんの人たちと一緒に座っているか、十五分送れて到着するかのどちらかであったのだ。あまりにも内気で他の時間にしてくれと頼むことのできないCさんは、できる範囲で一番不安を引き起こさないような選択をしていたのだった。次の診察でF医師が別の時間での予約を提案したところ、Cさんは合意し、それからは時間通りに来るようになった。

この症例では、現実の要素、すなわちバスの予定時間と患者の高いレベルの不安と回避性が相互作用して具体的な問題を作り上げることになった。Ｆ医師は話し合うべき問題があり、それが患者の精神病理に関係していることを正しく捉えてはいたが、現実の状況が明らかにされて初めてその問題に取り組むことができたのである。

逆転移は精神科医が患者に対して抱く感情を指すものである。この感情はもともと治療者自身の未解決の葛藤が患者に置き換えられたものとして概念化されていた。しかし今日では、逆転移は精神科医自身の無意識的な病理の現われではなく、主に患者の感情や行動の反映であり、それに対する精神科医の反応であると広く受け入れられている。精神科医は患者の独特な対人関係のスタイル、症状、対処戦略、薬剤や他の治療への態度、そして治療遵守の程度などの要因に反応しやすい。このようにして逆転移の感情は、患者についての重要な情報を精神科医に伝えるのかもしれない。しかしまた逆転移の感情は精神科医の内面だけで生じるものであり、特定の診断や薬剤、心理療法、臨床の場、そして患者が訪れる施設などに対する精神科医の態度や考え、感情なども、治療的な人間関係に強い影響を与えることになるのである。

転移と同様、逆転移の現象も薬物療法が中心の医療で顕著である。効果的な治療のためにはこれを理解し、それに取り組む必要がある。この章では転移と逆転移の感情がどのように精神症状の薬物管理に肯定的、否定的な影響を与えるかを考え、そしてこれらの概念を結合して有効な治療へと導くための戦略を探求していくことにする。

転移

転移は陽性のものと陰性のものの二つに大きく分類される。陽性転移とは、理想化、崇拝、尊敬、魅力、愛などの感情を意味する。このような感情は患者を精神科医に引き付け、課題に共に取り組むことを容易にし、患者の治療遵守を高めるものである。

それに対して陰性転移には、敵意、怒り、憤慨、軽蔑、嫌悪、拒絶などの感情が含まれる。これらの感情は患者を精神科医から遠ざけ、しばしば治療遵守や反応に悪い結果をもたらすことになる。

㈠精神科医

陽性と陰性の両方の転移で最も注目される対象は精神科医である。薬物療法が中心の医院では、患者の精神科医に対する直接の反応ですら、精神科医の人間性や人との接し方と同じように患者自身の期待や先入的な好みによって決定されるものである。患者はほとんどの場合、これから会う精神科医や受けることになる治療に対して、かなりの期待、恐れ、空想を抱いて精神科の病院にやって来る。加えて、マスコミで伝えられていることや家族ないし友達の話、それまで世話をしていた人たちとの関わりなども患者の期待に大きな影響を与えている。患者と精神科医との最初の出会いの体験は、このような患者の期待によって強く彩られている。

最良の状況下では、最初の面接で精神科医に向けての陽性転移が進展し始める。最初の面接における患者のある種の反応、すなわち自信や信頼、あるいは不満を認めてもらえたという気持ち、いたわられ、気遣われているという気持ちなどが治療の関係を深め、患者の治療への取り組み方を強めることになる。患者が精神科医に対して最初に示した反応の中には外からの要因に影響されたものもあるが、大部分は現実に基づいたものである。初期の陽性転移は、専門家的な外見や標準的な社会習慣の遵守、共感的に話を聞くこと、患者教育、患者を意思決定に参加させること、予約した時間の厳守、電話への素早く的を射た応答、そして礼儀正しい有能な支援スタッフなどによって高まっていくものである。それと対照的に初期の陰性転移は、患者が精神科医の手際の悪さ、奇妙な印象、礼儀のなさ、やる気のなさ、不注意、無愛想、権威主義的な態度などを感じた時に起きることになる（表5－1）。

●症例三

六十五歳の既婚の管理職で技術者であるW氏は、最近になってハイテクがもてはやされる二十年も前に自分が設立し、今は成功しているハイテク関連の会社を引退しようと考えていた。彼は最近前立腺ガンと診断され、それについてのはっきりとした不安は打ち消していたのだが、すぐに泌尿器科医から精神科の病院を紹介された。彼のこれまでの人生では、個人的な感情は意思決定の際、後回しにされ続け、彼はそれを無視できる自分の能力に自信すら持っていた。しかしながら彼は専門家の意見、それも特に自分と畑違いの人の意見には信頼を置くべきだと考えていたので、病院に電話をし、時間通り診察を受けにやってきた。

N医師は保守的な教育を受け、保守的な価値観を持つ若い男性だった。彼は待合室のドアの前に時間通りに、きちっとしたズボンと襟付きのシャツとネクタイという型通りのいでたちで現われた。

「Wさんですか？　初めまして。私が医師のNです。私の部屋はここです。どうぞお入りください」と彼は切り出した。

W氏は部屋に入ったが、壁際に置いてある長椅子に目をとめて、不安げに「長椅子があるのですね」と言った。

彼の不安に気がついたN医師は、「ええ、家族の人たちと会う時には椅子をたくさん運び入れるよりも便利でしょう」と微笑んで答えた。

W氏は手近な問題に的を絞り、差し迫った手術のことと彼に不安がないのか泌尿器科医が心配していることについて話した。彼はすべての質問に率直に答えたが、感情のまったくない話し方で事実だけを述べた。

N医師は身体への影響を強調しながら、ごく普通の外科手術に対する不安の影響を話し、外科医の心配がよくわかると言った。N医師はいくつかの治療の選択肢を簡単に述べて、それからある特定の薬を勧めた。患者はすぐに同意し、もうすでに不安が少し無くなっているようであった。

W氏はオフィスを出る時に、「ありがとうございました。私が考えていた診察とは随分違っていました」と述べた。

表5-1　治療初期に患者が精神科医や薬剤に対して経験する陽性転移感情と陰性転移感情に対する外的および内的要因の相互作用

	外的（現実）事項	転移感情
	陽性要因	
精神科医	職業的外見 社会的しきたりの合致 感情移入した聞き方 患者の教育 患者を意思決定に参加させる 予約時間の厳守 電話への迅速な集中した対応 礼儀正しい有能な支援スタッフ	自信と信頼 症状や苦痛の妥当性を確認できる 育まれている 面倒を見られている 教育されている
薬剤	高い効果 苦痛ではない副作用 使いやすさ 迅速な反応	善意の贈り物を得た感じ 癒された感じ 便利な道具 病んでいることの認識 希望の源 移行対象
	陰性要因	
精神科医	手際が悪い 奇妙な行動，身だしなみ，服装 礼儀のない応対 患者への興味のなさ 不注意 訴えを無視する 権威主義	不信感 信頼できない 症状や苦痛が無視された 無視された 卑しめられた 困惑
薬剤	限られた効果 好ましくない副作用 憶えるのが難しい 徐々に反応する	松葉杖をしている感じ 造りものをされている感じ 毒物の感じ 本当の問題を否認ないし回避されている 心理療法家との相互交流を最低にする

W氏の不安は精神科の診察を受ける間にどういうことが起きるのだろうかという心配で増大されたものであった。D医師のいでたちや物腰が他の分野での専門家的な様子を表わしたものだったので、それがW氏を落ち着かせ、それと同時に彼を手近な問題に集中させたのである。

治療が進むに従って、患者が最初に精神科医に対して抱いた考えや気持ちは洗練されていくものであるが、ごく稀にそれらが完全に否定されてしまうこともある。最初の印象には追加的な転移反応が加わり、それは特に患者の個人的な問題から引き出されるが、しかしそれは現実の状況によって影響され続ける。治療におけるこの第二段階こそ、コミュニケーションや治療設定、治療遵守などの問題が最も顕著に現われるところである。

●症例四

Hさんは二十三歳の女性でパニック障害を患っていた。短いパニック症状を何度も引き起こし、外来のP医師に紹介されてきた。彼女は薬剤に良い反応を示し、副作用もほとんどなく、目立った問題も引き起こさなかった。治療の過程で彼女は、薬剤や薬剤の長期的な影響、同性で自分と同じ年齢の人を対象とした研究などについて絶え間なく質問した。彼女はまたP医師が自分を治療する資格を持っているかを常に確かめようとし、パニック障害の分野で研究をしたことがあるか、同じような症状の患者を何人治療したことがあるか、彼女が服用している薬剤についての文献に詳しいか、などについても質問した。彼女はより頻繁に面接を行なうよう要求するようになり、ついには毎週三十分の面接をするようになった。P医師はHさんの自己中心的な性質に気づくようになり、彼女の要求は特にそのせいで起きると考えた。

治療に対する彼女の要求が次第に増してきたので、P医師はより集中的な治療ができる病院に移ることを提案したところ、彼女は猛烈な勢いで反対した。そのとき初めて彼女は、P医師に対して重大な性愛の転移を進展させてきたことを明らかにしたのである。そのために彼女は彼とのより頻繁な接触を求めたのであり、それが今、転院の可能性で脅威にさらされたのであった。

Hさんの薬剤反応は彼女の転移の問題が影を落としており、初めは極端に詳細で個人的な情報を自己中心的に要求し、次には性愛転移となった。彼女の陽性転移は当初は治療を高めたが、P医師はHさんの感情の性的な特質を認識できなかったのでそれに適切に対応することができなかった。結局、転移によって生じた問題が薬剤の恩恵よりも著しいものとなり、治療までをも台無しにするところであった。

陽性転移の中のユニークなものに「理想化転移」として特徴づけられるものがある。この概念はコフート（Heinz Kohut, 1968）によって提唱されたものであるが、彼は人格の発展のためには注目や愛や賞賛をまさにその人にとって最も重要な人々から受け取る必要があると言っている。このことは子どもが親から積極的に注目を得ようとすることからも明らかであるが、臨床の場においてもまた作用するのである。したがって患者が理想化された医師から注目される重要性、「医師」という肩書きの価値、治療に当たる医師の身分、そして精神科医の医学的な権威などは過小評価されてはならない。これらは効果的な治療関係を築き上げる際に役立つのであるが、患者に対して医師が時間や注目を与えなければ、それは個人的な打撃となるであろう。同様に、これらの因子は患者が蔑まれたり大切に思われていないと感じるようなやり方で用いられるなら、非常に破壊的なものになり得る。

●症例五

T医師は大学付属病院外来で働く精神科の上級研修医である。大変有能な彼女は数カ月後に卒業を控え、それを心待ちにしていた。したがって、その朝彼女に割り当てられた症例が自分の手には負えないとわかった時、非常に悩んでしまった。患者のG氏は二十二歳の男性で統合失調症に罹り、最近その地域に引っ越してきた家族に連れてこられたのだった。G氏は現在の薬剤で安定しているように見えたが、仕事や学校にも行かず、ほとんどの時間をテレビを見て過ごしていた。

病院に来た時から、家族の人は怒っているように見えた。彼らはT医師がそれまでのG氏になされた治療におおむね同意したことに対し不満を見せた。彼らはT医師が勧めた面接の頻度が気に入らないようであった。彼らはもっと積極的に診断テストをしてほしいと要求した。そのうちのいくつかはどこか他でも受けてみたが、臨床的に適切でなかったとのことであった。そしてまたすべての治療に対して自分たちで最終的な決断を下したいと述べた。T医師は辛抱強く家族との面接時間を増やし、抗精神病薬についての情報を共有するようにし、診断テストの選択肢も検討し合い、インフォームド・コンセントに必要な法的な必要事項も見直した。しかし彼らはそれまでよりも怒りやすく、満足しなくなっていった。T医師は打ちのめされ、挫折を感じ、精神科の主治医であるM医師に来てくれるように頼んだ。M医師が到着すると、たちまち彼らはおとなしくなった。彼女は研修医とまったく同じ情報と見通しを説明したのだが、今回はそれがとても感謝されて受け入れられた。M医師が帰ってから、T医師は主治医がしたことを自分もすべて試していたのにと思い、防衛的でみじめな気持ちになった。

主治医である精神科医の存在は「最終的な権威」と受け取られ、G氏の家族には決定的な要素であった。彼らは主治医から注目されないのに気づき、それに怒っていたのであり、研修医であるT医師には、彼女の実際の能力にもかかわらずほとんど信頼を置いていなかった。家族が反応したのは主治医の行為ではなく、主治医の身分や役割に対してだった。

㈡診断への反応

医師と同様、患者も診断に重きを置くものである。例えば、双極性障害と診断された場合の患者の反応は、自己愛性人格障害と診断された場合のそれとはかなり違うことになる。中には大うつ病性障害のように、大規模な政府広報が診断名に対する意識を高めるだけでなく、その意味するものへの大衆の認識を形成するということがある。患者にとっては自分に何の責任もなく非難もされないような診断名の方が当然のことながらより受け入れやすいものである。同様に患者は、効果的な治療のためには態度や認識での変化がなければならないと暗に示しているような診断名に抵抗しているのである。

これは決して生物学的な還元主義を頼みにすることがすべての患者にとって有益な方法だと言っているわけではない。うつ病の患者に「すぐに良くなる」ことは期待できないと説得することは役に立つかもしれないが、境界性人格障害の患者に向かって、気分がとても変わりやすいのはただ単に「脳内化学物質のアンバランスな状態」の表われであると言うのは治療的に賢明ではない。患者教育は患者が診断名をどのように認識しているかを考慮に入れた時に最も良い結果を生むであろう。

●症例六

Pさんは二十九歳の女性で、新しくH医師の病院に紹介されてきた。彼女は数年間にわたり気分の著しい変化や度重なる自殺未遂の治療を受け、さまざまな診断を下されていた。その中には気分変調障害、外傷後ストレス障害、物質乱用、大うつ病性障害、摂食障害、衝動抑制障害などがあり、最近では双極II型障害と診断されていた。

H医師は、大抵の場合、突発的で短期の気分変動を含む気分の不安定パターンを記録した彼女の病歴を手に入れた。彼女には慢性的な空虚感があった。そして実際に見捨てられたり見捨てられそうになると怒りや絶望で反応した。彼女は自分の慢性的な自殺衝動を、うつ状態を軽減し自分の周りを操作する手段として使っていた。H医師は最も適切な診断名は境界性人格障害だと確信した。H医師は診断について話し合うために患者と向き合って座った。「これまで長年にわたって受けてきた診断や治療に対して不満を持たれていたことと思います。あなたの病歴を見直したところ、境界性人格障害が最も適切な診断名であることを示唆するいくつかのパターンが見出されました」

Pさんは怒って防御的になった。「私の落ち度がすべてこの私の頭の中にあるっておっしゃるんですね。もし本当に人格障害なら、なぜ前の先生は私を双極性障害だと言ったんですか？」

H医師は平静さを保ちながら少し前かがみになって自分の要点を強調した。穏やかに、だがはっきりと話した。「あなたの病歴のほとんどが気分の不安定さと結びついているので、双極性障害とも考えられますが、しかしその診断ではあなたの体験のすべてを説明するには範囲が狭すぎるのです。うつ状態が長く続き、生活の多くの場面でそれが見られるようなことになり、気分だけでなく人間関係や対処能力、そして自己像にまで影響があるような場合には、もっと広い範囲の診断の方がより効果的な治療に結びつけることができます。このような問題は脳の中で起きていることと、あなたの周囲で起きていることとが一緒になって生じるものです。あなたに対する診断や治療では、この二つを扱えることが必要となってくるのです」

残りの話し合いで、診断に対するPさんの当初の怒りもほとんど鎮まり、多分野にわたる治療で効果がありそうなものに着目することができた。

人格障害という診断名を患者に伝える場合がおそらく最も難しいであろう。この例でも、H医師は正しい診断名を得ることの肯定的な側面に焦点を合わせている。これにはたくさんの診断に対するPさんの不満を軽減することや、患者の問題点のすべてを含めるに足る広範囲の診断分類を行なうことの有益さも含まれている。このように広範囲な診断名に焦点を当てることで、より広範囲の治療計画が立てられ、同時に素早い成果も得られるようになる。

㈢薬剤やその他の治療への転移

患者はほとんどの場合、薬剤や心理療法、そしてさまざまな治療法について何らかの感情をもって病院にやって来るものである。これらの感情は現在の状況に強く結びついていたり、あるいは過去の経験や恐れ、先入観、生き方、空想などの産物である場合もある (Dewan, 1992; Goldhamer, 1983; Waldinger & Frank, 1989)。

病院に来る患者で薬剤のことを気にしない人はほとんどいないだろう。それに、薬剤の中には広く知れ渡っているものもある。この知れ渡っているということは諸刃の剣となっている。患者の苦痛が治療可能な精神疾患によるものであり、薬剤が効果的かもしれないこと、また精神疾患についての烙印は誤っていることを人々に伝える点では効果がある。しかし一方では、知れ渡っているということは、医者の違法行為という例外的な事件、治療に関する周りの人々の意見、あるいは薬剤の副作用や乱用に対する根拠のない恐れなどを際立たせることにもなる。ほとんどの患者は薬剤について何らかの感情を抱きながら病院を訪れるものであり、勧められた薬剤に対して彼らが見せる最初の反応の多くも、このような先入観によって左右されるであろう。

陽性転移によって、患者は薬剤を善意の贈り物、癒し療法、役に立つ道具、苦しみの公認、希望の源、移行対象などとみなすかもしれない。この場合には薬剤を受け入れること自体が治療的であり、一回一回の服用が患者の心の中の前向きな一歩だといえる。このような感情は服薬遵守を支え、処方医との協力関係を強めるだろう。しかしそれが行き過ぎて、非現実的な期待や誤った希望を抱くようになるかもしれない。このようなわけで、大うつ病のような障害ではプラセボへの反応が三〇％にまで及ぶというのも驚くことではない。

陰性転移では、患者は薬剤を自分を辱める松葉杖、造りものをされた感じ、毒物、「本当の問題」を避けるための手段などとみなす。このような場合、患者は副作用に焦点を当て、それを有害であることの証拠と見るであろう。服薬遵守は維持できなくなり、精神科医との関係も悪化する（表５‐１）。

一般的に、問題が起きてからではなく治療関係が始まる時に、これらの先入観について指摘しておいた方が良い。治療の選択肢について話し合う前、あるいは診断評価の前であっても、患者に何を優先させたいか質問することは適切である。もし精神科医の方に特定の治療法に対する強い好みがあるなら、それを最初にはっきりと述べておく必要がある。中立的な姿勢はさまざまな治療形態の良さを強調するので特に有益である。患者教育もまたこのような問題について考えるための適切な環境を作り出すことに役立つものである。

薬剤への転移感情は、薬剤の効果の程度や副作用の有無、日々の遵守の実情などが明らかになるにつれ、その後の治療の中でも生じてくる。陽性転移は非常に良い治療反応、副作用が無いこと、服薬の容易さなどによって高められ、一方、陰性転移はそれと逆のことが起きることで悪化する。また患者はこれらの問題が起きた時の精神科医の反応に調子を合わせる傾向がある。治療開始時にはわからなかった他の心配事も関係してくるかもしれない。患者が薬剤の用量や服用回数を守ったり守らなかったり、認められない服用法をしようとしたり、治療状況を操作しようとするなど、服薬コントロールの問題も出てくるであろう。患者が精神科医と意思疎通することができるか、あるいはその気があるかどうかということもまた治療が進むにつれてより表面に現われてくる。

●症例七

六十八歳で癌患者のK夫人はうつ病の治療で紹介されてきた。彼女はずっと以前に一度、うつ病の前駆症状を経験したことがあったが、それに対する特定の治療は受けていなかった。彼女は昨年、癌に対する化学療法を始めてすぐに気分が落ち込んでいることに気がついた。抗うつ剤が処方され、集団精神療法にも誘われたが、最初の投薬量で特別な効果がみられず、「ただ誰かと話す」ことが助けになるとも思えなかった。彼女は一貫して医師に抗うつ剤は「素晴らしい」と言っていたが、それは薬剤が助けになるとは思っていなかったけれども医師を失望させたくなかったからであった。癌の担当医も交えて話をして彼女が泣きだした時、ようやく抗うつ剤治療に対する彼女の期待と評価をもっと詳らかにすることが望ましいことが明らかになった。

Ｋ夫人は薬剤や心理療法の意味や効用についてある種の期待を抱いていたが、それが治療の邪魔をしていた。その期待を詳らかにするために充分な機会が与えられて初めて、彼女はどのような治療形態をも効果的に利用できるようになった。

㈣臨床の場に対する転移

患者は個々の精神科医に対してと同じように、診察を受ける病院や施設にも先入観や期待を持ってやってくる。大学の大規模な医療センターは優れていて専門的であると見られやすい。同時に、患者によってはスタッフが冷たく高慢であると思ったり、自分が研修や研究目的で利用されるのではないかとの恐れを抱くこともあるだろう。ＨＭＯ（保健維持機構）やマネージドケア（管理医療）プログラムは病気の早期予防や迅速で効果的なケアに焦点を当てているとして肯定的に捉えられているが、一方では金使いの荒い官僚主義の経費節減のためにあるとも考えられている。個人の開業医は経験があり、自立していて個人個人に適したケアを施してくれる思いやりのある医師とみなされるが、その一方では孤立し限られた手段しかなく、適切な紹介をすることに本質的に抵抗している医師とも見られている。患者の認識はそれが現実であるかどうかにかかわらず、このような先入観によって強く影響されることになる。これらの先入観が現われた時には、それがどのようなものかを迅速かつ慎重に明らかにする必要がある。

●症例八

V医師は大規模なHMOで契約による数時間の仕事もこなしながら、数年間、単独の診療所で働いてきた。彼女の診察室への紹介は主に近くの大学病院の緊急医療サービスからで、そこは地域の医師たちを自分たちの人員不足を補うために使っていた。V医師は自分が働く場の多様さにもかかわらず、治療においては一貫性を保てるように気を配っていた。ある週、彼女は三人の大うつ病患者に続けて会い、その一人一人と心理療法と抗うつ剤がもたらす相互的な効果について話し合った。

B氏は仕事で何回かの失望を味わった後に典型的なうつ病症状が発症した人だった。彼は保険適応を受けられるHMOでV医師に会った。V医師が市場に出てから一年ちょっとの抗うつ剤を勧めたところ、良い結果が得られた。V医師はまた簡単な心理療法が適切だとも勧めたが、B氏は懐疑的になり少し怒ったようだった。

「私はHMOの仕事がどんなものかを知っています」と彼は言った。「心理療法の全過程を受けようとはまったく思っていませんでした」

Jさんは二番目の子どもを出産した後にうつ病が何度も再発し、V医師の個人診療所にやってきた。彼女は抗うつ剤を以前の精神科医から続けるようにと勧められていたにもかかわらず、二年前に止めてしまっていた。Jさんには服薬遵守ができそうにないことや、二番目の子どもの誕生によって引き起こされた生活の変化を考慮して、V医師は抗うつ剤と短期の心理療法を薦めた。

Jさんは心理療法の必要性に懐疑的であった。そして夫に向かって「V医師は診療時間を埋めたいだけなんだと思うわ」と批判したのだった。

Ｆ氏は離婚問題で抑うつ症になり、大学病院の精神科にやってきた。Ｖ医師が呼ばれ、抗うつ剤と短期の心理療法が薦められた。

抗うつ剤のことを聞いたことがなかったＦ氏は、「あなたがた大学病院の医者というものは、いつも患者を使って治療の実験をしようとするんですね。やれやれ、私はあなたがたの実験材料じゃないですよ」と答えたのだった。

Ｖ医師は患者の反応の多様性に少し驚きながら、つくづくと考えてみた。先週、彼女はＨＭＯから自分の治療提案に対する見直しを受け取った。それには彼女の患者のうち六〇％は薬剤だけで治療され、四〇％は薬剤に心理療法を加えた治療がなされたと記されていた。自分の診療所では六〇％が心理療法を加えたもので、四〇％が薬剤だけの治療であるというまったく逆のことに気がつき、彼女は診療される場によって随分違いが出ることに驚いた。

Ｖ医師の患者はそれぞれに先入観を抱いており、それが現実の状況よりも治療提案に対する反応にははるかに大きな影響を与えていたのだった。しかしながらＶ医師もまた、治療の提案を行なう時には完全な客観性を維持しているという誤った認識の中に、気づかなかった自分の弱点を発見した。このことは次の逆転移の話にも通じることである。

逆転移

患者の転移と同じように、精神科医も肯定的および否定的な期待や先入観を治療における出会いの場で抱いているものである。陽性逆転移には慈善、寛大さ、受容、苦痛の認知、保護といった感情が含まれる。陰性逆転移には怒り、威圧、消極性、拒絶、訴えの無視、共感の拒否、融通の無さなどが含まれる。逆転移の場合は、患者の転移の場合より以上に、患者あるいは現実の治療状況に対する反応であって、本来は精神科医の個人的な問題が一次的に現われたのではない。しかしながら臨床の場において、精神科医が先入観や期待をまったく抱いていないと考えるのは正しいとは言えないだろう。

症例九

S夫人は六十五歳の女性で、数年前からR医師の大うつ病性障害の治療を受けていて良い結果を得ていた。卵巣癌と診断され、それもすでに広く転移していると診断された時にも薬物療法を継続していた。彼女の気分が少し悪化したため、R医師は薬剤の調整を適切に行なった。

彼女の状況に対する理解を示そうとするなかで、R医師は「薬だけじゃなく、何かもっとご提供できるものがあれば良いのですが…。処方箋を出すだけでは、あなたに充分な治療をしているとは思えないのです」と述べた。

彼女は、「でも先生にはちゃんと治療をしてもらっていますよ。薬のおかげで私はちゃんとやっていけるし、やりたいこともできます」と答えたのだった。

この場合、R医師は薬剤は治療の限界を表わしていて、S夫人は適切な治療を受けておらず、治療の追加を期待していると考えたのであった。彼は薬剤の効果には限界があるという自分の認識について患者に同意を求めることで、無力感や罪悪感といった自分自身の感情に反応したのだった。彼の罪悪感は、患者を自分を支える立場に置くことで生じた役割の逆転に彼が気づいた時に一段と強まった。しかし実際のところ、患者は精神科医や薬剤が提供できる以上のものを期待してはいなかったのである。

㈠患者に対する臨床医の反応

精神科医は、ある患者を他の患者より好むものである。個々の開業医が診療する患者群を選ぶ根拠にはいろいろな要素があるが、そのほとんどは個人的なものであり、なかには無意識的なものもある。訓練やかつての経験、臨床的な期待、契約上の取り決め、経済的な問題などの二次的な要素もこの中に含まれる。

精神科医に意識的であれ無意識的であれ患者に対する好みがあるという理由を解明することはほとんど不可能である。しかしそのような患者の資質については多くを定義することができる。年齢に関する好みは慣行化されていて、小児や老人精神医学は今や下位専門分野とされている。診断に関する好みは精神科医の働き場所の選択に影響するだろう。地域精神保健センターや退役軍人病院、単独の個人病院、マネージドケア契約の病院の患者分布は予想通りに偏るものである。精神科医が患者に対する自分の好みのパターンを認識し、理解し、それに従って働きかけを調整していくことは、容認できることでもあるし、また望ましいことでもある。

個々の患者はまた、医師の中に特別な感情を抱かせるものである。それは個々の精神科医に特有な関心事を表わしているのかもしれないが、大抵は患者の容姿や対人関係の形態、精神病理、対処能力などへの直接的な反応である。ある特定の患者に対する逆転移感情の強さや許容度は臨床医の間で大きく異なっていると思われるが、ある特定の臨床場面で生じる基本的な感情はそれよりも予測しやすいものである。したがってほとんどの精神科医が患者にひどく操作された場合には怒りをおぼえるものであるが、その怒りの強さ、それを治療への障害として認識する度合い、その患者との治療を続ける意志は医師それぞれによって違ってくるだろう。

㈡診断に対する臨床医の反応

精神科医には好みの診断がある。それは（例えばもはや時代遅れとなった「統合失調症源性の親」のように）概して専門的な風潮を示しているものもあれば、（例えば双極性対境界性人格障害のように）もっと個人的な好みである場合もある。このような好みは専門家としての経験や訓練、個人の哲学、そしてあまり明確ではない要因に基づくものである。もしこの好みが阻止されなければ、この個人的な傾向は、より適切な臨床上の要因に悪い影響を与えることになる。そのため例えばＤＳＭ‐Ⅳや診断のための構造化臨床面接（ＳＣＩＤｓ）やピアレビューのような制度化された数多くの努力が、これらの問題に向けられている。さらに医師はそれぞれ絶えず自分の診断傾向を吟味し、その分野で確立された基準に従うことによって、自分の診断や症例報告の正確さを維持していく義務があるだろう。

症例一〇

Ｌさんは五十二歳の女性で十年にわたり大うつ病性障害を患っていたが、薬剤、ＥＣＴ（電気けいれん療法）、認知行動療法のどれも効果がなかった。彼女の苦痛が長引いたので、Ｌさんは皮肉な軽蔑と疑いの念を抱きながら精神医療の専門家のところにやってきた。彼女は自分が相変わらずうまく機能できないことや、社会的な支援を家族に頼っていることに怒りを感じていたし、また保険の効力と限られた収入が維持できなくなることを避けるために医師に会って廃疾証明をもらう必要があることにも怒りを感じていた。彼女はだんだんと希望を無くし、自殺を二度企て、依然として自殺願望を持ち、それが救いへの希望だと感じていた。彼女は自分の家族が「疲れきって」しまい、彼女を見捨てるのではないかと恐れていた。彼女は保険会社の要請により大学病院のＡ医師のところに再評価を受けにやってきた。最初の面接では、自殺未遂について話し合っている時でさえ、彼女は短気で皮肉っぽい様子を見せていた。そして提案された治療を断り、自分が望んでいるのは評価を終えて帰ることだけだとはっきりと述べた。病歴では、十年前にうつ病が始まるまでは彼女は個人的、社会的、職業的にも大変よく機能していたと結論づけられていたが、Ａ医師はこの内容に疑問を感じ、境界性人格障害との診断を下したのだった。彼は治療の焦点を抑うつから対処技術に移すことを勧め、彼女に薬物療法を行なう病院をやめて、「境界例の治療」を受けてはどうかと提案した。

Ｌさんは抑うつの症状が始まって以来、境界性人格障害に典型的な特徴の多くを示してはいたが、その診断基準を満たしてはおらず、そしてこの第二の病理に焦点を合わせた治療から恩恵を受ける見込みもなかった。Ａ医師が過度に性格病理に焦点を当てたので間違った診断が下され、決して最適とは言えない治療になったのである。

逆転移の感情が診断や精神力動的解釈において有益な機能を果たすこともある。患者のある特定の行動は、ほんの軽いものでも治療提供者たちにほぼ普遍的な反応を引き起こすだろう。患者の特定の力動を暗示する最も一般的と言われている感情には、怒り、防衛、絶望、退屈、恐れ、自己愛、性的刺激、そして救済者幻想などがあげられる。すべてがそうだとは言えないが、これらの感情はしばしば操作、怒り、絶望、対人断絶、妄想ないし攻撃性、理想化、誘惑、そして依存などの存在を知らせるものである。特定の逆転移感情と患者の症状や行動との関係で一般的なものを表５－２に示した。このような逆転移感情の現われに注意することで、明敏な臨床医は患者への理解をより一層深めるであろう。

ある特定の診断は精神科医にとって意味のあるものかもしれないし、あるいは単に何らかの感情を引き起こすものかもしれない。診断は毎日の決まりきった仕事で、確認や訂正が容易で、挫折感があり、

表５-２　逆転移感情への反応で考えられる診断の可能性

逆転移感情	可能性のある患者の症状
怒り	操作
退屈	対人断絶
防衛	怒り，敵意
恐れ	妄想，攻撃
絶望	絶望
自己愛	理想化
救済者幻想	依存
性的覚醒	誘惑

希望もなく、うんざりするようなものとみなされているかもしれない。ある診断は他のものよりも興味深い。このことはできるだけ臨床医の興味を引き、臨床医と関わりを持とうと動機づけられている患者には見落とすことのできない事実である。精神科医の振舞いはこれらの感情に強く影響を受けることになるが、同じように患者にある特定の診断を下す可能性にも影響があるだろう。

●症例一一

長年にわたり境界性人格障害と診断されているQさんは二十八歳の女性で、E医師の所には地域精神衛生センターを通じてやってきた。これまで個人精神療法と薬物療法の組み合わせによる治療を受けていたのだが、ほとんど改善が見られなかった。彼女の診療は病理の程度に変化があまり見られないのをただ確認するだけのものになっていた。ある薬物療法の面接で、彼女は自分が時々違う人間のように感じ、自分の名前を変えることまで考えていると述べた。E医師は即座に興味を示し、居ずまいを正して一連の鑑別診断のための質問を矢つぎばやに浴びせたのだった。

「本当に自分が違う人間のように感じますか？　自分のことを違う名前で呼んだことがありますか？　記憶の思い違いがありますか？　自分でどうやってそこまで来たかわからないのに他の場所にいたというようなことがありますか？　子どもの頃の思い出で、何か大きく抜けているようなことがありますか？」

精神科医が突然示した興味に答えながら、Ｑさんはどうにかこのような事柄の例を考えることができた。まもなく診察は解離経験に集中され、Ｅ医師は診断を解離性人格障害に変えたが、それまでＥ医師はこの診断について読んだことがあるだけで、診たり治療したことは一度もなかった。患者は一時的な改善を見せたが、すぐに治療チームを解離症状に焦点を置く側と当初の境界性力動だと考える側に分裂させてしまった。

Ｑさんはまったくの予想通り、Ｅ医師の解離現象への興味に対して自分の症状をそのように合わせることで反応したのである。そしてすぐに長期にわたる彼女の治療に否定的な結果が現れ、袋小路に入り込んだことがはっきりしたのであった。

㈢薬剤への臨床医の反応

薬剤への陽性逆転移や陰性逆転移もまた、治療方針の有力な決定要因である (Goldhamer, 1983)。精神科医は心理療法のあてどなさに対して、身体の治療こそ「真の医学」だと信じているかもしれない。また逆に、あまりに頻繁な薬剤の処方は医療市場への身売りであり、「本当の問題」に取り組む余地をなくしてしまうものだと考えているかもしれない。これらの感情が患者に伝わることは避けようのないことである。

同様に、薬剤の種類や個々の薬剤の選択も、公表されているプラセボ対照実験だけに限らないさまざまな要因に影響を受けている。過去の経験、特別な体験、治療反応のちょっとした傾向の観察、患者の表現の潜在的な側面、そして患者への臨床医の無意識的な反応など、すべてが意思決定に影響してくる。この過程は経験の積み重ねによって次第に効果的になり、臨床的な知恵の要を形づくっていく。

臨床の知恵と間違えられるものに習慣や機械的な手順などの凝り固まったものがある。時には個々の臨床医も、徐々に増してきた快適さが臨床経験に伴って生じたものか、それとも柔軟さが無くなってきた証なのかを区別をすることが難しい場合もある。すべて精神科医は、この傾向に用心する必要がある。したがって、症例検討会に参加したり、勉強を続けたり、広い視野を維持し続けることが肝心である。

㈣臨床の場に対する臨床医の反応

個々の患者と精神科医との関係の本質は、大半はお互いが出会う臨床の場に左右されるものである。一般的に、組織化された病院では、そこで働く精神科医の役割と他の専門職の人たちの役割にはっきりとしたガイドラインが定められている。精神科医の役割は処方に限られていたり、あるいはチームの相互交流、他の専門職の人たちの監督が含まれていたり、短期もしくは長期の心理療法をすることが含まれている場合もある。治療の選択肢に限度がほとんどないような個人診療においてですら、保険の適用限度、患者の経済状態、精神科医の訓練と経験、それに腕の確かさなども治療の選択に影響を与えることになる。一般的に、治療の開始時に治療関係の限界について話し合っておく方が、それらを無視したり、暗黙の了解としたり、問題が起きるまで待っているよりも望ましい。

精神科医が自分が働いている臨床の場に対して持つ感情は、個々の患者との関係にも影響を与えるものである。もし精神科医が病院の管理体勢や運営に満足していないなら、それは患者との相互交流や、さらには治療の決定にまで反映されるであろう。医師は自分の病院管理に対する葛藤が自分の臨床の質に悪い影響を与えないように注意しなければならない。

●症例一二

M氏は五十歳の男性で不安や多様な身体愁訴を持ち、日常生活に適応するのが常に難しい状態であった。C医師は地域精神保健センターを通じて彼に薬剤を処方した。M氏はそこで心理療法も受けていた。しかし彼の状態には改善がまったくみられず、面接は患者の不満と医師の絶望というお決まりのものになってしまった。

診察ではM氏は自分の家族や個人的な生活の問題をくどくどと述べるのがお決まりであった。C医師は自分も一緒になって彼の絶望を感じていることに気がついた。面接の終わりが近づいてくると、

C医師は自分に責任があるのは彼の薬剤に対してだけであると思い、心からほっとした。薬剤は最近調整され、変える必要もないのであった。C医師は面接がすぐにも終わるであろうと思い、自分自身の絶望感もあと数週間でなくなるであろうという考えを巡らせていた。そして彼の話を全然聞いていなかったことに気がついた。

面接が終わった時、彼は「私が話したことを本当に気にかけていてくれるのですか？」と聞いたのである。

C医師は薬物療法を行なう病院での自分の限られた役割に対する理解を、患者と共有した絶望感に対する防衛手段として使ったのであった。患者が診察の最中にC医師との感情的な隔たりを感じ、そのように反応したのもごく当たり前のことだったのである。

治療における転移と逆転移への取り組み方

患者および医師が持っている憶測、期待、感情、そして共に治療に立ち向かうことへの反応などの影響を認識することはきわめて大切なことである。しかしそれは、これらの問題に効果的に取り組むための最初の一歩にすぎない。治療全体を通じて、転移や逆転移に注意し、その治療に及ぼす影響を解明し、その否定的な影響を最小にしながら肯定的な効果を持続させることが肝要である。

(一)初期評価

薬物療法の初期の段階では、転移や逆転移への取り組みは、そのほとんどが診断や治療に関する期待や憶測に集中するだろう。患者が面接に訪れた目的――主要な問題だけでなく何を期待しているか――をできるだけ早く聞き出すことが通常は役に立つ。このような状況では、臨床面接が始まる前でも精神科医は選択可能な治療をはっきりと伝えるべきである。転移の問題をうまく扱うための最初のステップを表5－3にまとめた。

初期診断は患者の反応に注意し、患者にとって診断が持つ意味に留意しながら進める必要がある。臨床面接の間には、予測できるものへの手がかりが見つかることが多い。特に、以前の精神科病歴や家族の精神科病歴は、診断についての先見的な認識を与えてくれるであろう。診断の情報を患者に伝えないでおくことは適切とは言い難いが、どれだけの量の情報を与え、どのように言うかなどは、最初の診断では常に慎重に扱われなければならない。

一般的には、正しい診断を得ることの肯定的な面を強調することが望ましい。そこには患者が患っていることを認識すること、その苦痛を要約して診断の範疇に入れること、症状がどのように経過するかを正確に予想できる可能性、効果的な治療の見込みが含まれる。よく知られた診断名を受けることの否定的な側面を避けるための気配りをする必要があり、他にも患者にレッテルを貼るようなことや、患者の悩みを退けたり、障害がどのように経過するかについて破滅的な考えを持ったり、障害とは患者の生活と無関係に起きるというような還元主義的な考え方をするようなことも避けなければならない。

表5-3　転移問題を扱う手段

初期段階	・患者の意向を明らかにする ・医師の意向を述べる ・診断と治療に関して患者を教育する ・治療選択肢を話し合う ・それぞれの治療選択肢の特別な価値と危険性を強調する ・現実の状況を考える ・治療選択に中立的な姿勢を維持する
経過観察段階	・率直な意思の交流を維持する ・型や意味に注意する ・患者の遵守性を評価する ・患者の反応を評価する ・副作用を評価する ・現実の状況を考える ・患者教育の見直し ・提案を述べて，その正当性もはっきり述べる ・常に他の治療選択肢を用意する

診断についての患者教育は最初に行なわれる最も効果的な処置であり、またほとんどすべての症例で行なわれるべきものである。患者の反応は綿密に観察される必要がある。誤解や不適当な憶測、破滅的な考え方などがある場合には、それを認識し話し合わなければならない。診断に対する患者の理解と感情も解明され話し合われるべきである。

治療についての患者の見方や価値観、好みなども調べる必要がある。個々の有効な治療法の肯定的または否定的な側面もできるだけ客観的に提示されるべきである。診断の場合と同じように、治療に関する患者教育もすべての初期評価に組み込まれるべきである。多くの誤った考え、非現実的な期待、間違った憶測なども、初期の明快で詳細な情報提示によって修正されるべきである。患者の反応は言葉で表わされたものであれ言外のものであれ、詳しく観察されなければならない。もの静かな患者には心配事や不満がないなどと想定すべきではない。身体の硬直や自発的な会話の減少、戸惑い、心配の現われなどのような感情的な反応にも注意し、これを探求する必要がある。患者の否定的な反応に対する適切な対応としては、教育、治療計画の調整、患者の懸念が生じた過去あるいは個人的な理由について話し合うことなどがあげられる。

臨床の場における医師の姿勢を検証することもまた非常に重要である。患者は権威主義的あるいは非指示的なアプローチに対してそれぞれ異なった反応を示す。「あなたには薬が必要です」と「我々がまだ考えていなかった一つの方法が薬です」という二通りの言い方では、勧めていることは基本的に同じだが、患者にとってはまったく違った風に受け止められる。精神科医が患者に対応する場合の硬直性や融通性の度合いもまた見ていく必要がある。ほとんどの患者は治療を選択する際に、理に適った融通性には良い反応を示すが、依存的で不安を抱えた患者はより毅然とした態度の方により好意的な反応を示すだろう。明敏な臨床医はこのような関係の中で患者の反応と同じように自分自身の行動のパターンを観察し、適宜調整する。

●症例一三

Dさんは三十三歳の女性で大うつ病性障害の初回エピソードを示す病歴を有していた。S医師は診断について説明したが、Dさんはそれを疑っていた。S医師はDさんに、治療に関して、例えば薬物療法と心理療法のどちらがよいか、あるいは特定の抗うつ剤に対する好みがあるかどうかなどを聞いた。患者は自分には特に好みはないし、S医師が勧める治療であれば何でも喜んで受け入れると述べた。S医師は一般的な抗うつ剤のBBを勧めた。Dさんは何も言わなかったが、目に見えてよそよそしく、気持ちが乱れているように見受けられた。

彼女の態度が変化したのに気づいたS医師は、「不安なようですね。この薬に何か心配なことでもあるのですか?」と聞いた。

Dさんは、「友達に、その薬を飲んでひどく苦しんだ人がいるのです。そんなひどい薬を先生が勧めたので驚いているのです」と答えた。

S医師はすぐさま出てきた防衛的な感情を最小限にしようと苦心した。

そして、「私たちのここでの目的はあなたの抑うつを軽くすることです。抗うつ剤のBBはたくさんの人によく効いています。でも、すべての薬と同じようにいくらかの副作用があるかもしれません。あなたのお友達は有効な別の薬を見つけられましたか?」と聞いた。

Dさんは、よく知られている他のとても良い抗うつ剤の名前を挙げた。

「それも良い選択ですね。そちらを使いたいですか?」

S医師は最初の提案を変更し、患者が好む方の薬剤による治療を始めた。

Dさんは最初否定していたにもかかわらず特定の抗うつ剤に対する強い感情を持っており、S医師はそこに注目したのであった。S医師はそれを考慮して速やかに治療計画を変更し、後の治療で問題が起きるのを避けることができた。

㈡経過評価

治療が進むにつれ、転移や逆転移の役割は概してはっきりとしてくるものであり、臨床医はこれらの問題に適応していかなければならない。このため、面接時間にはある程度の長さが必要である。一般的に二十五分から三十分の経過面接は、それより短い面接よりもはるかに満足のいく経過を生じさせるだろう。混んでいる病院で、とても短い予約時間（十五から二十分）しかとれなくても、各面接ではかなりの部分を患者の気持ちや体験、反応についての話し合いに当てるべきである。面接は患者の全般的な状態に対する一連の自由な形式で答えられる質問で始め、特定の副作用や症状の改善具合いなどを聞き出す質問は面接の後の方で素早く行なうのが良いだろう。ほとんどの患者は、たとえそれが数分間であろうと、医師と話せる機会を歓迎するものである。この数分間は臨床医にとっても同じく測り知れないほど貴重なものであり、このような機会以外では近寄りがたい患者の生活へと通じる窓を開けてくれるのである。経過面接でできることの概略が表5-4にまとめてある。

治療のこの段階における精神科医の目標は、患者をよく知り、患者の行動や知覚、また世の中に対する反応のパターンを観察し、話し合いの道を確保し、治療の選択肢を常に用意しておくことである(Dewan, 1992)。患者が症状や治療に対して抱いている考えの中には、時間の経過によってしかはっき

表5-4　15分と30分の薬剤面接での望ましい計画

活動	30分面談	15分面談
自由に答えられる質問	15分	5分
経過質問	5分	2分
治療反応に関する特定の質問	3分	2分
副作用に関する特定の質問と話し合い	2分	2分
治療計画に関する話し合い	2分	2分
患者教育	2分	1分
処方	1分	1分

りとしないものがある。同様に服薬非遵守のパターンや副作用に対する絶え間ない不満、不充分な治療反応を述べること、そして臨床サービスの他の側面についての不満などは、明らかにすべき問題があることを示している。患者との率直な話し合いが維持できていれば、精神科医はそのようなパターンが現われた時、それについて話す機会を持てるだろう。経過面接で用いられる具体的な手段は表5-3にまとめてある。

この治療段階では、聞こうとする耳と数分をかけて関連する問題を明らかにしようという意志を持つことが、前向きな結果を得られるかどうかの決定的な要因となる。病気や治療、またその他の問題に対する患者の感情の全側面が適切に解明されてきたと決めてかかることは決して安全とは言えない。概して、短時間の面接であってもこれらの問題を扱う時間はある。

●症例一四

Rさんは三十歳の女性で、抑うつと不安の治療を多職種協働の精神科診療所で受けていた。彼女には修士レベルの心理療法家と週一時間の面接が割り当てられ、精神科医のG医師からは毎月三十分の薬剤面接を受けていた。その診療所の特徴として、彼女の心理療法家は、それぞれの面接の具体的な目標や、その目標に向けての具体的な介入、各面接で患者がどの程度進歩したかの評価を記録しなければならなかった。患者はG医師に、心理療法は不自然で強制的な感じがすると述べた。それとは対照的に、薬剤面接は短いものであったが形式的には大部分が構造的ではなく、対処技法も支持的であった。利用できる時間のほとんどは、G医師が彼女の心配事を聞くことに費やされた。彼女は最初に処方された抗うつ剤に大変良い反応を示し、副作用もほとんどなかったので、薬剤には注意する必要があまりなかったのである。「本当のことを言うと」と彼女は言った。「この面接の方が心理療法よりもずっと役に立ったと思います」

Rさんは、薬物療法を行なうG医師との間に築かれた治療関係の中で自分が支えられているという感情を表わしたのである。患者への批判的な評価に結びついた心理療法にはその他の問題もかなりあったのだろうが、薬物療法での彼女の取り組みはとても前向きで、有益な見方で捉えられていたことが明らかである。

㈢薬剤の変更と用量の調整

患者にとっては診断に意味があるのと同様に、治療にもまた意味がある。これは薬剤や用量の変更が提案された時に特に関係してくることである。これらの変更が患者から切り出された場合には、医師は変更要求のはっきりとした理由に注意深く耳を傾け、そしてまたどのような隠れた要因があるのかについても考慮する必要がある。どのような気持ちが表現されたり暗示されているか、そしてそれらが何を意味しているかに注目することが肝要である。

同様に、治療変更の可能性に対する精神科医の反応も注目されなければならない。挫折感や防衛、絶望感、そして怒りなどがよくみられる。薬剤の変更は個人的な失敗を表わすのだろうか？　患者の症状が改善する見込みは本当にあるのだろうか？　用量変更をする際、精神科医がそれを選択する時間にパターンがあるのだろうか？　面接のたびごとに調整するのだろうか？　患者が自殺を口にした場合にだけ調整を行なうのだろうか？

一般に、変更する場合は常にはっきりした理由が述べられるべきである。同様に、その変更によって期待できることについても言及されるべきである。簡単には正当化されない薬剤調整の場合はより綿密な検討が必要であろう。

●症例一五

E氏は三十四歳の男性で精神病歴があり、数年にわたり抗精神病薬を服用していた。E氏は何回か病院を訪れた際、症状が低レベルで続いていることを述べていたが、L医師は彼の反応が実際に大変に良いと彼を力づけて、薬剤には何の変更も加えなかった。

E氏の上司から電話があり、E氏がここ数週間にわたってひどく悪化していて仕事中に精神病の症状をもらしたり、薬の効果がないことへの不満を述べたりしていると聞き、L医師は驚いた。
次の面接でL医師はE氏の上司から電話があったことを報告した。L医師は抗精神病薬の用量を調整することを提案した。E氏は自分の懸念が上司によって実証されるまで無視され続けてきたことに対して不満と怒りを表わした。

L医師が薬剤調整をしなかったのは、精神障害が治療によって完全に鎮静されるものではないという彼の仮定に基づいていたのだが、それは患者の個人的な情況に充分な注意を払わないという結果になった。そして真剣に扱われていないことへのE氏の怒りが生じたのである。

㈣副作用

薬剤の副作用は身体への直接的な結果をもたらすだけでなく、患者や医師の心にも何らかの意味合いを持つものである。患者にとっては、薬剤に対する最初の恐怖、治療の提案への抵抗、病気の否認、医師や診断や治療に対する怒りが薬剤の副作用によって増大されるであろう。逆も起こり得ることで、患者の治療に対する陰性転移が副作用への不満として表わされる。その副作用は、そうでなければ意識されたり重要なものとは考えられなかったかもしれないのである。

この点で最も厄介な副作用と言えるのが、性機能障害、体重増加、認知障害、行動障害などである。これらはそれ自体問題であるが、重要な転移的な意味合いを帯びるものである。

性機能障害は、患者のためらいや医師との不適切な信頼関係のためにしばしば報告されないことがある。性機能は性機能障害と同様、患者にとって言外の意味がある。例えば厳格な道徳的意味合い、性的能力ないし性的指向の暗示、加齢への恐怖、他のタイプの性愛の暗示などが挙げられる。これらは信頼できる治療関係の基礎が慎重に築かれて初めて探求できるものといえる。

このような転移の問題を避けるための重要な手段としては、早くから患者と医師が自由に話し合えるようにすること、初期の効果的な患者教育、治療の開始時から患者の関心事に慎重に配慮することなどがある。問題が起きる前に整えられていれば、これらの手段は最も役に立つが、治療の後の段階で始めることは難しい。治療の中期では、患者の関心事や行動を口頭で探り出していけば隠れている問題が明らかになり、以後はそれについて直接取り組めるようになるだろう。

㈤不遵守

非常に多くの研究で、五〇％にも及ぶ患者が治療を受けている間、何らかの点で薬剤やその他の治療を遵守していないことが明らかになっている。注意深い最初の話し合いや適切な患者教育の後でも患者が処方に従わなくなることは、転移の問題を強く暗示するものである（Book, 1987）。精神科医の初期の適切な反応としては、さらなる患者教育や行動介入（例えば薬箱の設備など）を行なうことが望まれるが、精神力動的な問題をすばやく探求することも必要である。

おそらく薬剤に対して最もよくみられる防衛反応は、否認――すなわち不愉快なものを意識から削除することである。この場合、患者は薬剤の服用ごとに少なくとも日に一度、病気であるという現実、機能を失うことへの脅威、治療の必要性、依存性の暗示、そして個人として不適格であるという感覚に直面させられる。患者は薬の服用を忘れることで、これらの問題に向き合うのを避けることができる。

治療を遵守しないことは、診断や治療をめぐる患者の両価的な感情のより直接的な表われかもしれない。精神科の診断を受け入れがたいこと、医師や薬剤に依存していると感じることの不本意さ、衰弱をもたらすかあるいは取り返しのつかない副作用への恐れ、社会的な偏見への心配などによって、患者の治療への取り組みが制限されるのであろう。

診断や治療、精神科医、病院、あるいは患者の生活の他の側面に対する怒りは、しばしば治療への不遵守として表現される。怒りがはっきりとしていて患者が治療に従わないことを意識的に決断することもあれば、無意識のうちに不適切で破壊的なさまざまな方法を用いて治療をだめにしようとすることもある。極端な（しかし稀ではない）例では、表に現われた問題を治療するために処方された薬剤そのものを過量摂取することで患者が怒りを表現することもある。

これらの問題には補足的な患者教育や行動介入などよりも精神力動的な探求が向いている。

●症例一六

二十七歳の独身男性であるN氏は保守的なキリスト教の教育を受け、それを実践している人であったが、不安の治療のために牧師からJ医師の病院に紹介されてきた。彼には広場恐怖症を伴わない再発性パニック発作が六カ月間続いていたので、長期治療のための適切な薬剤が処方された。診察のたび、彼は薬については「いいですよ」とそっけなく述べ、最近はパニック症状が起きていないと話していた。しかし言葉とは裏腹に彼は常に悩んでいるようであったし、仕事の能力が自分の基準よりも下回っていることを認めた。慎重に尋ねたところ、彼はずっと薬を服用しておらず、パニック発作も相変わらず続いていることを明らかにした。彼は発作は時々起きるだけであり、自分の生活ではほとんど問題にはならなかったと言って、診断に対する両価感情を表わした。さらに彼は、これは自分の信仰心がないせいで、それがあればこのような浮き沈みは起こらないはずだと考えていた。J医師は彼と共に、彼の信仰の意味と彼の症状が暗示している意味について取り組んだ。N氏の許可を貰い、治療に協力的な牧師にも参加してもらうことになった。

診断や治療の意味に関するN氏の憶測は彼の治療にとって重大な問題であった。したがってJ医師がこれらの問題に対処できるかどうかということが、患者の治療の成功にとっては決定的なものとなった。

㈥治療抵抗性患者

治療の失敗は患者と医師の両方に重い感情をもたらす。転移感情には怒り、絶望感、挫折感、そして疑いなどが含まれる。このような場合、陽性転移感情はめったに起こらないものだが、自己愛の強い患者は、通常の治療の失敗が自分が特異で特別であるという感覚を立証していると感じるかもしれない。

実際には初期の治療の失敗は治療の道をより広げる機会となり、余分な努力が必要となっても、患者の幸せのために尽くそうとする精神科医との間でより強い治療同盟を育んでいけるようにするかもしれない。

治療の失敗に対する逆転移感情には怒り、罪悪感、防衛的になること、絶望感、そして治療へのニヒリズムなどが含まれる。また薬剤の曖昧な組み合わせを楽観的にずっと続けたり、患者の状態は治療不可能であると認識するような極端な方向に流れていく傾向もみられる。もっと理にかなった対処方法として、見直しや修正を仮定して合理的な治療の選択肢の概略を明らかにしたり追加の措置に関して専門家の意見を聞くことは、失敗や無力さを強く感じている時に、それを続けることは難しい。しかし皮肉なことに、この段階で精神科医にできる最も効果的な処置は、専門家に相談することである。たとえ問題が診断の誤りや特徴を見過ごしたことや不適切な治療にあるのではなく、治療しにくい症状にあることを確認するだけになってもそうである。

その他に治療抵抗性患者に関しては、精神力動的な問題が治療の失敗に影響している可能性も考えられる。この問題には、患者を治療反応の無さで責めているかのような含みを持たせないために、非常に注意深く、気を配りながら取り組む必要がある。転移という点で考えれば、治療に反応することは患者にとって否定的な意味をもたらすかもしれない。病気を引き起こした問題は想像したほどひどくはなかったとか、憂うつ感や怒りがもっと少なかったならば過去の生活における不快な事柄を許せたのではないかとか、自分の運命を決めるためにもっと積極的な役割を果たす必要があったのではないか、などということを連想させるかもしれない。治療の失敗に対する患者の反応を調べた時に初めて、患者が薬剤や目下行なわれている他の治療に抵抗していることが明らかになることもあるだろう。

この時点では逆転移感情が役立ち、以前は明らかでなかった患者の情動や対人関係の形態についての情報がもたらされるかもしれない。微妙な性格病理がこの場で初めて明らかになったり、同様に幼少期の家族との経験や人間関係のパターン、あるいは自己像などに関係した他の力動的な問題が発見されるかもしれない。精神科医が患者に対する自分の感情的な反応に敏感でいることが、これらの問題を探る上で役立つことになる。

症例一七

U氏は三十四歳の男性で、抑うつと怒りの爆発の治療を受けるためにK医師の薬物療法の診療所に自らやってきた。彼の病歴からは、懐疑心や対人関係を避けようとするパターンが見受けられた。彼の抑うつは、主に他の人たちが自分に悪意を抱いているという考えと、このような状況下では職業や人間関係を維持できないという挫折感に関係していた。彼は自分の内面を探るような心理療法には興味がなく、ただこのような状態にある抑うつを軽減させるために何かしてほしいと述べた。

K医師はU氏の対人関係のパターンに見られる妄想的な特徴に注目し、抗うつ剤と抗精神病薬の両方を使った治療を行ない、改善はしなかったが最初の数カ月はその状態を維持した。U氏は次第に治療に対して怒りと不満を抱くようになったが、薬剤についての面接には参加し続け、治療を遵守していると報告していた。

この症例に関してスーパーバイザーと話し合うなかで、K医師は自分の逆転移が妄想と怒りを抱く患者に対する恐怖や防衛ではなく、むしろ退屈と感情の結びつきの著しい欠如として現われていることに気がついた。次の面接に先立って、彼女はU氏の初期の病歴を見直し、そこで初めて以前は気づかなかった重要な回避性の特質に気がついた。次の面接でK医師は、U氏の人々に対する猜疑心についてはあまり聞かないようにし、彼の満たされていない結びつきへの渇望についてより多くを尋ねた。この問題について話し合ったのはほんの数分だけであったが、U氏はこれこそが自分の苦悩を紐解く鍵になる問題だと認識した。続く数回の面接で、K医師は薬剤の効果を評価するためにそれまで行なっていた質問を構成し直し、この新しい洞察に基づいて治療決定を行なって良い結果を得ることができた。

U氏が治療に反応しなかったのは、部分的には不完全な診断の構成によるものであった。K医師が逆転移の問題に注目したことが問題を正すにあたっては決定的なものであった。

結論

心理療法においてと同様、薬物療法を行なう病院においても転移および逆転移の感情は顕著な役割を果たしている。精神科医、診断、薬剤、臨床の場に対する陽性転移は強力な治療同盟を維持する助けとなり、それは服薬遵守や忍耐力、良好な治療結果を促進することになるだろう。陰性転移はこのような目標を阻む。同様に精神科医の逆転移感情も治療過程に重大な影響を及ぼすのであり、治療の過程において有用な手段となるかもしれない。

明敏な精神科医は、薬物療法を行なう病院においてもこれらの問題に注意を払う。病院では医師は多くの差し迫った仕事に追われているが、薬物療法の過程において精神力動的な問題に配慮する重要性は少なくなるどころかより大きくなってきている。転移と逆転移の感情に留意し、それを利用することで精神科医と患者との関係は深まり、患者の治療遵守は促され治療の結果に良い影響が及ぶであろう。

第六章　分担治療の管理

●症例一

Aさんは二十歳の大学生で、抑うつと多少の不安症状が交錯しているということで心理療法家から我々の所に紹介されてきた。患者は長い間対人関係がうまくいかず、学業でも同じように一貫性が見られないという状態であった。彼は親密な対人関係を避けており、また軽度のアルコール乱用と思われる病歴をもっていた。しかし処方担当の精神科医が診たところ、彼の状態は抑うつよりも不安が強いことがはっきりした。彼の抑うつは不安が異常に高まった時に経験している極度の疲労から二次的に生じたもののようだった。精神科医は不安を軽減するためのＳＳＲＩ（選択的セロトニン再取り込み阻害薬）を勧め、またこの提案に関して心理療法家に電話することを伝えた。心理療法家は最初、その提案に気乗りしないようであったが、それというのもフルオキセチン（fluoxetine）によって心理療法で効果的に治療できなくなるほど患者の不安が軽減されるのを恐れたからであった。しかし精神科医は別の意見として、薬は彼の不安を治療がより効果的に行なえるところまで軽減できると思うと述べた。心理療法家と精神科医は電話で緊密に連絡を取り合いながら状況を見守っていくということで同意した。そうすれば二人とも心理療法家の恐れに配慮することができ、患者は薬剤を適切に試みることができ、彼が心理療法家と精神科医の間で板ばさみになる危険性を回避できるからであった。AさんはＳＳＲＩに大変良い反応を示し、不安も非常に軽減され、学業に集中できるだけでなく、対人関係でもよりしっかりとした姿勢を維持できるようになった。この対人関係の問題解決に役立ったのが薬剤だけであったのか、それとも薬剤が彼の不安をある程度まで軽減し、彼が心理療法で対人関係における恐れや心配に取り組み、有効に話し合うことができたからなのかを見極めるのは難しいことである。薬物療法を始めて一年あまりたった頃、Ａさんはもはや心理療法の必要はなく、薬剤だけでやっていき、精神科医とは三カ月に一度面接することにしたいと思った。彼は心理療法が役に立ったことを実感していた。心理療法家との話し合いでは、心理療法家はＡさんが時期尚早に治療を終了させようとするのは薬剤がその原因であると思っていることが明白であった。心理療法家にとっては、回復もしくは終了の理由が何であれ、Ａさんが最初に治療を始めた時よりも現在、実質上良くなっているということを理解するのが難しかったのである。

治療はしばしば分担治療（split treatment）という形で行なわれる。我々が言う分担治療とは、誰かが薬物療法を担当し、別の誰かが他の形態の治療を担当するのである。最も一般的なのは、心理療法家が薬剤とは関係のない治療を行ない、精神科医やプライマリケア医が薬物療法を行なうものである。しかしその他にもいろいろな組み合わせがある。例えば、向精神薬を担当する精神科医と他の医療問題を担当する内科医に治療が分かれることもある。

分担治療では治療を提供するさまざまな人々、すなわち我々が治療者と呼ぶ人たちの間での協力とコミュニケーションが要求される。最初は治療者間のコミュニケーションが費やされる時間に見合うようには見えないかもしれない。しかし長い目で見れば、これは治療チームの人たちの考えや意見の食い違いが起こるのを防ぎ、患者が意識的あるいは無意識的に治療の分裂を利用しようとする機会を最小限に抑えてくれる。コミュニケーションの過程には、治療チームの個々人が他のメンバーが行なっていることについてのいくばくかの知識と尊敬と理解を持つことが含まれる。加えて、分担治療によって患者は他の治療形態よりもはるかに包括的で釣り合いがとれ、統合化された治療を受けることができる。

分担治療の定義とシナリオ

分担治療は決して特殊なものではなく、「薬の補充者」としての精神科医（もしくはプライマリケア医）もだんだんと一般的になってきている（Riba & Balon, 1999）。さらに別の状況で薬物補充が同じように見られることがある。その最も一般的なものは、別の医師が治療を行なっている場合である。例えば、プライマリケア医が効果的な処方ができるほど向精神薬に詳しくないと思い、患者を薬物療法家に紹介することがあるだろう。あるいはプライマリケア医がたくさんの精神科の薬剤を試したけれども良い結果が得られず、支援を必要とすることもある。他にも患者が慢性的で重症な状態にあり、その問題を扱っている専門医が向精神薬に熟知していないとか、単にメンタルヘルスの問題や治療に関わりたくないと思っている場合がある。いくつかの例では、プライマリケア医が日々の向精神薬による治療を管理し、精神科医がそのプライマリケア医から定期的な相談を依頼されるということもある。しかしどのような環境であれ、精神科医は処方医であり、一方、患者は他の人との心理学的／行動療法的／医学的治療に関わっているので、精神科医とその他の治療提供者との間にはコミュニケーションが必要となる。

●症例二

Bさんは五十歳の既婚女性で、甲状腺機能低下症でプライマリケア医から治療を受けていたが症状はここ何年も安定していた。Bさんに大うつ病の徴候と症状が出始めたので、プライマリケア医は精神科医のC医師に電話し、Bさんのことを相談した。C医師を知っていたプライマリケア医は最初の電話での会話で、自分はふだん向精神薬を処方することは難しくはないのだが甲状腺機能低下症と抑うつが混在していることが気がかりだと述べた。電話でいろいろと話し合い、抑うつと甲状腺機能低下症との相互関係も話し合った後、C医師が患者を診断して治療を始め、抗うつ剤を使いながら安定化を図るということで意見が一致した。患者が安定した後、プライマリケア医が向精神薬の処方を引き継ぎ、患者にそれを続けてもらうことになった。

上記のような例はいろいろと違った形になる可能性もある。プライマリケア医は精神科医に相談したり提案を行なうために患者を一度だけ診てもらいたいのかもしれないし、観察の必要な臨床上の徴候や症状を指摘してもらいたいのかもしれない。あるいは患者が安定した後でも、精神科医の元にとどまってほしいと思っているのかもしれない。しかし最終的な長期にわたっての取り決めがどのようなものになろうと、コミュニケーションは最初の時だけでなく協働での治療全体を通じて不可欠である。

分担治療中の治療者間のコミュニケーション

治療がいくつかに分かれて行なわれている場合、理想的には少なくとも二つの型のコミュニケーションが存在する。一つは協働で働く臨床家にデータを提供し続けるという直接的な問題に関係したものであり、もう一つは治療する専門家の役割を正しく理解し認識することに関係したものである。

㈠治療者に知らせる

他の治療者に情報を提供し続けることは、一見非常に簡単で何の困難も伴わないように見える。しかしたいていはそうではない。医師は一般的に、他の医師やその他の専門家たちと交流を図ろうとして特別に努力しているとは考えられていない。また医師が治療を行なう際に、心理療法家や医療ソーシャルワーカーの肩書きよりも、医師という資格が自分たちに権威を与えていると信じているのもよくあることである。法律上もそのように見なされている。治療に関する訴訟があれば、ほとんどの場合、医師がその件の担当者と見られるのが常である（さもなければ必ず原告が裁判官や陪審にその医師が担当していたのだと信じさせようとする。あるいは医師が治療のすべての局面に責任をもっていなかったり、それに詳しくないと職務怠慢となる）。このように実際の治療者間の関係がどのようなものであれ、医師には法的責任があることになり、実際に責任を担っているので、コミュニケーションを図る必要などはないと考える医師もいる。もちろんもしそのような責任が治療者間で分担されるという事実があれば、良好なコミュニケーションや知識の共有、また他の治療者が行なっていることについての同意は、患者への良いケアにとってだけでなく、その治療が熟慮され協力的で統合的なものであったという証拠を提供するために不可欠となるだろう。互いに情報交換を続け、分裂したり孤立したりせず、治療の一つの局面だけを分離させたり孤立させるようなことがなければ、それは患者に対する良好なケアを促進するだけでなく、医療上ないし法律上の厄介な事態をもたらしかねない意見の違いや困難を避けるための助けとなるであろう。

それではどのような事態が普通考えられるであろうか？　例えばプライマリケア医が患者の服用している薬剤に気づいていないとしよう。医師は患者がフルオキセチン（fluoxetine）を服用しているのに、Ｐ４５０シトクロム系で代謝される薬剤を処方してしまうかもしれない（Tanaka & Hisawa, 1999）。

あるいは心臓専門医がモノアミン・オキシダーゼ阻害薬を患者が服用しているのに気がついていないとしよう。この医師が麻薬を処方することになれば事態は深刻になるであろう（Noorely et al., 1997）。患者が受けている薬物療法の内容、またそれが最近どのように変更されたかについて基本的な情報を共有することが生死を分けることにもなりかねない。

もう一つの懸念は副作用についての誤った解釈である。例えば臨床心理士が毎週ある患者と面接をしていて、自分の知らないうちに精神科医が患者の薬剤を変えてしまえば、患者がいらいらや物忘れを新たに示した時に誤った解釈をしてしまうかもしれない。逆の側から言えば、処方する精神科医にとっては、患者が突然自分に電話をかけてきて、すべてがばらばらに壊れて眠れず、特に夜、恐ろしくて妄想的になり考えをまとめることもできず、分裂したように感じ、自殺を考えるなどと訴えてくる前に、患者がつい最近の心理療法の治療面接でひどく心の外傷となる子供時代の記憶を思い出したことを知っておくことが重要になってくるだろう（もちろんすでに述べたように、処方医は患者の生活の多くの局面で何が起こっているかを知らずにただ薬剤を処方したり変更したりするべきではない。この例でも、心理療法の面接場面は大変重要な一つの局面である。それでもたとえ几帳面で研究熱心な処方医であっても、患者の治療に携わっている人たちの間での率直で開かれたコミュニケーションや情報の交換の有用性にはかなわないであろう）。

確かに、目下の心理療法を行なっている心理療法家と薬剤管理をしている精神科医との間のコミュニケーションは大変重要であり、「協働の」治療が始められる前に両者間で何らかの対話が行なわれるべきである。しかしながらこの最初の会話がどんなに徹底的に行なわれようと、それによって薬物療法家である精神科医が詳細な評価を自ら行なわなくても良いのではない。最初の評価面接は必ず行なうべきものであり、第三章で述べたように、これは十五分で片づけられるようなものではない。それは単に症状を基にしたような、「では、その症状があるかどうか診てみましょう」的な面接であってはならない。むしろ精神科医としての基本的役割が「単なる」薬剤管理だけであっても、薬物療法家としては自分自身を患者の生活のあらゆる側面に興味を持ち、患者の感情や訴えに耳を傾ける人物として位置付けなければならない。患者が心理療法に持ち込まれるべき問題を薬物療法家に繰り返し持って来るようになった場合には、間違いなくこの問題は患者と薬物療法家との間のみならず、薬物療法家と心理療法家との間でも同様に取り上げられ話し合われなければならない。

充分な初期面接を行なうにあたり二つの点を付け加えておく必要がある。我々は患者から直接に話を聞いた時には患者の生活についての詳細を記憶し、それらの詳細や生活上の問題を充分に理解するのがはるかに容易であることを知っている。もしそのような情報がカルテで読んだり他の人と治療について話し合うことによって得られたものであれば、それは直接に聞いたものとはまったく異なり内容も深さも及ばない。我々が自分自身で患者についての資料をまとめ、面接で必要な質問をすれば、我々は最も良い形でそれらをまとめあげることができる。二つ目は後で詳細に述べるつもりであるが、心理療法家による薬物療法家への患者の紹介は他の精神保健医療の専門家への相談の機会であり、薬物療法家が充分で直接的な評価をしなければ真の相談の機会は本質的に失われてしまう。

利用できるデータの量が異なれば、観察できる現象に対する理解の度合いにも相違が生じる。我々は、患者がこれらの違いを自らの治療に携わる他の人たちに伝達できるはずなので、治療者間のコミュニケーションはほとんど必要ないと思いたがるかもしれない。しかしながら、治療者は話を聞きたくないのだと患者が感じていたり思い込んでいたり（第一章参照）、またかつて治療者に拒絶されたり、されたと思っていたり、あるいは患者が基本的に受身で主張できなかったり、薬剤の副作用に悩んでいたり、心的外傷体験を思い出してより解離的な防御が出てきたりしていれば、いずれの場合でも患者は、明確に考えたり理性的にはっきりと自分自身を表現したり、あるいは忙しく興味のなさそうな医師の注意をひきつけるほど自分を充分に主張することができないかもしれない。そのうえ患者は治療者たちとはさまざまな関係で結びついているので（第五章参照）、処方医よりも心理療法家との方がはるかに話しやすいということもあるだろう。また、処方医に権威を認め、心理療法家が判断を誤っていると思い込むこともある。この場合、患者が他の治療者に必要な情報をたやすく伝えることは期待できず、結果としてコミュニケーションが不足し、治療が断片化して失敗となることが多い。

●症例三

Cさんは五十五歳の既婚女性でD医師による薬物療法を受けており、また医療ソーシャルワーカーによる心理療法も受けていた。仕事の都合でD医師は夜の九時か九時半にならないと電話での返事ができなかった。Cさんは医療ソーシャルワーカーに、D医師が夜遅く自宅に電話してくることがいいかに不快かを話した。それは彼女にとってはデートの約束のように感じられ、不快なのであった。医療ソーシャルワーカーがCさんにその問題についてD医師と話すように勧めた。Cさんはそのようにし、D医師は午後六時以降は電話をしないということで二人は合意した。

さまざまな治療者間で意思疎通を図るための一つの簡単な方法が、ファックスやEメールなどの電子的なものである。もちろんこの種のコミュニケーションのどれを使うにしても、治療者は患者から他の治療者と話す許可を得ることが先決である。治療者間での電子コミュニケーションの場合には、この種のコミュニケーションに対する書面での患者の同意がなければならず、またこの種のコミュニケーションが他の形態のコミュニケーションと同じようには「安全」でも秘密が守られるわけでもないことを患者が理解し、そのことが同意書に記されていなければならない（Kane & Sands, 1998）。この形態の最大の利点は、速く効果的で費用が少なくてすむことである。話し合いではなく基本的な情報交換だけが必要な場合は、このような形態が最も便利である。しかし対話が必要となれば、関係者間での意見交換や質問と応答ができる電話やその他のコミュニケーション手段を用いる必要がある。電子形式のコミュニケーションを使うことは、治療に携わる人たちが各自のEメールで定期的に連絡し合って初めて効果的になる。もしそのうちの一人が週末にしかEメールを見ないのであれば、このことは知らされておくべきである。そして簡単に情報を伝えることの必要性と、コミュニケーションの必要性の裏に隠れた緊急性との均衡を考える必要がある。

どのくらいの頻度で治療者は意思疎通を図れば良いのであろうか？　治療が充分に確立していれば、さまざまな治療者間でも長期間コミュニケーションなしでやっていける。しかし重要なことは、どの治療の局面で重大な変化が起ころうとも、コミュニケーションが図れるようにしておくことである。これらは患者の来院の有無から処方内容、患者の医学的状態、使われている心理療法の形式や手法を含んださまざまな領域に及ぶものである。

(二)他の治療者の役割を尊重する

コミュニケーションにおける第二の問題は、他の人が治療で提供しているものを理解し認識し尊重することに関係している。ここで強調したいことは、各自が他の人を人間として、あるいは医師（または心理療法家）として尊重しているかどうかということではなく、各治療者が他の人が治療の中で行なっていることを尊重しているかどうかということである。理想的には処方医と心理療法家が知り合いで、同じ診療機関で働いていることが望ましい。そうでなければ少なくとも互いに相手の治療について、その水準、治療の仕方、治療上の信念について幾ばくかを知っていなければならない。

不幸なことにこのマネージドケア（管理医療）の時代には、精神科医はあまりよく知らない非医師の心理療法家たちのために処方箋を書くことを期待されている。しかしこのようなやり方は、臨床上からいっても、また法的な見地からいっても非常な危険を秘めていると言わなければならない。この事実により、このような情況にある精神科医は、共に分担治療に当たり、自分が薬剤支援をしている各心理療法家の治療について幾ばくかを理解しておくことが不可欠である（これは非常に時間を費やすことのように思われるが、裁判所で他の治療者の異常な治療行動について調べることよりも、かかる時間は短くてすむであろう）。

薬物療法家が知っておくべきこととは何であろうか？　精神科医は必ずしも心理社会的介入の専門家ではない。しかしすべての精神科医は症例に含まれる心理的問題について正しく認識し、いくらかは基礎的に理解している必要がある。そうすれば薬剤に関することで患者に会う時に、そのような問題がどの程度のもので、またどのように表われているかを観察することができるだろう。さらに精神科医は薬剤に関する問題がどのように現われるかをはっきり知っておくべきである。患者が直接電話してくるのか？　薬物療法家に電話がある前に心理療法家との話し合いがあるのか？　さらに処方する精神科医は、検討中のある特定の障害や患者に対して心理療法が有効かどうかについて自分がどのように思っているかをはっきりとさせ、心理療法家と話し合う必要がある。どの診断分野の患者に対する心理療法においても、同じ患者を診ている処方医がその心理療法を有益な仕事だと思っていなければ、それが建設的に進むことはないだろう。

他にも同じようにはっきりさせる必要がある問題は、いわゆる境界と維持の問題である。心理療法では許されていない面接と面接の間の電話は薬物療法では許されるべきであろうか？　もし治療者の一人がいつも電話代を請求し、もう一人が請求しなかったら、この場合その違いをそのままにすべきであろうか、それとももう一方が自分のやり方を変更すべきであろうか？　どのくらいの量の薬が（特に患者が抑うつ状態で自殺願望や自殺類似行為の傾向がある場合には）処方されるだろうか、そして患者の自殺衝動が急に高まった場合には心理療法家はどのような方策をとれば良いのだろうか？　すぐに薬物療法家に連絡がとられるべきであろうか？　患者が薬剤の変更や増量を要求した時には、処方医は事前に心理療法家に連絡し、その時点で心理療法で起こりそうなことについて話し合いをするのだろうか、それとも処方医は臨床上の徴候や症状を基に自分だけで決定するのだろうか？　心理療法家は薬剤の変更について、すでに処方されている薬剤の用量変更をも含め知らせてほしいだろうか？　どのくらいの頻度で処方医と心理療法家は話し合いをもつのだろうか？　処方医との面接の際に生じたどのような問題が心理療法家に差し戻される必要があるのだろうか？　処方医は心理療法家に、ある問題が「薬剤に関しての面接」の際に現われ、患者にはその問題が心理療法家に差し戻されて心理療法で話し合われることを求めていると知らせるべきであろうか？

●症例四

Dさんは三十五歳の女性で受付けの仕事をしていたが、低用量の向精神薬を精神科医から処方されていて臨床心理士による心理療法も受けていた。彼女には対人関係上の問題が長く続いており、時々現われる妄想によってそれが複雑なものになっていた。この対人関係上の問題が特にひどくなると彼女は自分を傷つけていた。周期的に、彼女は心理療法がうまくいっておらず、心理療法家がサディスティックで故意に自分を狂わせようとしていると思い、もう一緒にはやっていけないと考えていた。

彼女はすべての治療を、長期にわたって一週間に数回の心理療法をも行なっている処方医に任せたいと望んだ。彼女には分裂という防衛機制を用いる傾向と同じく人を理想化する傾向もあり、処方医の方が心理療法家よりもずっと近づきやすく、あまり怒らず厳格ではないと感じていた。心理療法家と処方医は話し合い、患者が危機状況にある時には処方医に電話したり短い面接を行なうことを認めることで一致した。そして患者も必要な時には処方医がその面接について心理療法家と話し合うことを了解した。処方医が全般的に確固とした態度で貫いたことは、患者が処方医との間で話し合った問題を、彼女自身で心理療法家に話してほしいということであった。処方医は、患者が心理療法家やその治療に対して抱いている多くの感情は患者が心理療法家と一緒に取り組むべき問題であるという立場を維持し、そのような感情を薬剤で治療することには気が進まないことも強調した。処方医は患者との最初の長い面接と心理療法家との定期的な話し合いによって情報を得ていたので、患者の心理療法家への感情は患者の多くの対人関係を周期的に悩ましていたものに大変よく似ており、患者は心理療法家との間でその感情に取り組み、それを理解しなければならないという考えを力説することができた。処方医は、感情を処方医に伝えることと心理療法家に伝えることは同じではないことも強調した。また薬剤を変更をしないという決定を変える用意はいつでもあることを繰り返し述べたが、患者が心理療法家の元に戻って少なくともあと一カ月は予定通りに心理療法家と面接することを望んでいるとも伝えた。もしその後も改善が見られないならば、その時は心理療法家と話し合ってから薬剤の調整を真剣に考えるつもりであった。通常、患者は心理療法家の元に戻り、一カ月が経ち薬剤変更の「必要」も同じように無くなるのであった。

我々の見解では、各治療者のそれぞれの役割や相互コミュニケーションの頻度やその範囲、もしくは限度をはっきりと示し、正式に契約することは意味のあることである（Appelbaum, 1991; Chiles et al., 1991）。これは、心理療法家と処方医との間に専門的な関係や理解が現状としてあり、その二人がたくさんの患者に対する責任を分かち合っている場合には特に有益である。

同様に心理療法家は、処方医や薬物療法の介入も尊重しなければならない（本章の最初の症例にはそれが見られない）。医師ではない心理療法家は向精神薬の使用において専門家である必要はないのであるが、その特性や適用、主な副作用、そして特殊な薬物療法の限界を知っている必要がある。しかしもし心理療法家が薬剤には治療で果たす役割は何もないと信じているなら、薬剤を患者に「成功裡」に処方するのは大変難しくなるであろう。このような状況は、患者が心理療法家と強く結びついていたり、心理療法家が自分では薬剤に断固として反対なのに、患者の家族あるいは自分の上司や病院長から薬剤を利用するように強いられているように感じる場合にはさらに困難なものとなるであろう。心理療法家は多くの理由からこのような否定的な考えを持つので、その反応が及ぶ範囲を知っておくべきであろう。おそらく心理療法家は薬剤には効果がないとか、薬剤を弱さの現われだと思っていたり、薬剤が心理療法の失敗を意味するとか、神への信仰あるいは似たような信念の欠如の表われだと思っているのかもしれない。

心理療法家は薬物療法の専門家である必要はないが、ある特定の向精神薬やある種の向精神薬に期待できる治療効果とその副作用の可能性について幾ばくかの基本的な知識は持っていなければならない。心理療法家は面接室での患者の表現の仕方に薬剤がどのように肯定的あるいは否定的な影響を与えているかを知る必要がある。薬剤の効果や副作用についていくらかの知識を働かせることで、心理療法家は薬剤を服用する患者の経験の中で何が主観的で何が客観的かを正しく識別できるようになる。例えば、患者の中にはほとんど効果がないような薬剤に異常なほどこだわっている者もいれば、薬剤を服用すること自体が屈辱的で恥ずかしいことだと考える者もいる。たとえ「医師用卓上医薬品情報事典」に載っていなくても、薬物療法家は薬剤を服用する患者のこのような反応を正しく認識する必要がある。加えて、人格障害の患者や退行が強く現われている患者は機能的には移行対象段階に留まっており、薬剤を移行対象として用いがちな傾向がある（Winnicott, 1953）。心理療法家でも処方医でも、患者が薬剤にみせる心理的な愛着を充分に評価できないと、患者が繰り返し薬剤に対する不満を述べたり、その薬剤に効果がみられるという証拠がないにもかかわらず患者が薬剤を変更したがらない理由を不思議に思うだろう。他方、心理療法家でも処方医でも、心理的あるいは象徴的な背景をもつ患者の薬剤に対する失望や拒絶を充分に評価できなければ、精神科医の診察室でその問題を扱ったり心理療法家とそのことについて話し合って問題を解決しようとしないで、薬剤の組み合わせをどんどん新しくより危険な方向（無数の副作用の原因になると思われる薬剤の組み合わせ）へもっていくことになってしまうだろう（Main, 1957）。

したがって、処方医と心理療法家の間では情報が自由に行き来する必要があり、その場合、患者は治療の始めからこの取り決めについて知らされるべきである。もし患者が処方医と心理療法家の間の情報交換を制限したいと思っていれば治療はきっとうまくいかないだろう。患者はたとえそうすることが難しくても、心理療法家と処方医がどの情報を共有しどの情報を共有しないかについての思慮分別を働かせるだろうということを信用する必要がある。この見解は、治療の最初に自由な情報交換を許可する書面に患者が署名して正式なものとしなければならないし、どのようなコミュニケーションの形態がとられるかについての同意も明確にされる必要がある。さらに、治療者間で対話がもたれた時にはいつでも患者に知らされなければならない。さもなければ治療者の一人が、患者がもう一人の治療者にしか言っていないと思っている事柄や意見について何か話してしまうかもしれない。それほど重症ではない患者であれば、この時点でどこで治療者がその情報を得たのかと質問することもできるだろう。しかし重症な患者では妄想的になったり明らかに被害妄想的になったり、治療者には不思議な力があり自分の心を読むことができるのだと信じるようになったりして、そこからあらゆる複雑な状況や治療に関する歪んだ思い込みや人間関係が生じることになるだろう。このような状況は多くの場合、「先週の木曜日、あなたの心理療法家と話したことをお知らせしておきます」などと簡単に言うことで避けることができる。

加えて、心理療法家と処方医が、治療で薬剤を使い始めることに対する各々の意見を双方で調整することも役に立つ。しかしはっきりとした第I軸障害であれば両者が薬剤の必要性で合意するのは簡単なことかもしれないが、第II軸の特徴が優勢であったり、顕著な第II軸診断が存在する場合は簡単には合意がみられないかもしれない。しばしば治療者たちは患者が実際に第II軸障害をもつかどうかという点で合意しない。心理療法家や処方医の中には，この種の患者の治療には薬剤の出る幕はないと信じている者もいる。あるいは特に薬物療法家たちの中には，実際には第II軸障害などというものはなく，すべての第II軸障害は第I軸障害の不全型であり，それゆえ薬物療法的に精力的に治療する必要があると信じている者もいる。確かにこのような状況は物事を白黒や善悪で判断する傾向の強い患者たちを扱う場合にはとりわけ複雑なものになる可能性がある。人格障害に関するこれらの問題はここで検討するにはあまりにも複雑すぎるが，他所で詳しく述べられている（Silk, 1999）。

現実的および非現実的な期待のマネジメント

治療に関わるすべての人々の役割に向けられる期待が非現実的なものになることはよくあることで，特に患者が治療に反応を見せない場合にはそれが起こりがちである。薬剤や心理療法の効果に対する正確な知識がない場合に，臨床家や患者の期待はそれぞれ非現実的なものになりやすい。このような期待は，特に治療提供者間においては治療開始時にはっきりさせておく必要がある。そうしておかないと，各自が他方の関与や介入，能力に失望したり怒りを抱いたりすることにもなりかねない。このような状況では，たとえ各々の治療がそれぞれにうまくいっているように見えても，複合治療はたやすく失敗へと導かれるであろう。そしてついには患者がすべて心理療法に頼るか，もしくはすべて薬物療法に頼る結果にもなり得る。そうなれば患者は治療の統合的アプローチによる相乗的な恩恵を得られる可能性を奪われてしまうだろう。

●症例五

E氏は二十五歳の学生で、重症の自殺念慮と抑うつが原因で入院していた。病棟に来た時、彼は外来担当の心理療法家が自分に薬物療法をさせたがっていたと述べ、そして薬剤が自分の自殺衝動を「治す」だろうと述べた。入院病棟にいる我々は初め、これは単なる誇張で重症の自己愛性人格障害の患者の非現実的な期待だと思っていたのだが、外来担当の心理療法家も彼と同じように我々が彼を「治せる」だろうと思っていることがはっきりとした。その心理療法家とさらに話し合ったところ、心理療法家は患者が「単に」抑うつ的なだけだと思っており、患者の自己愛に関しては考えてもいないし正しく理解してもいないということがはっきりとした。そこで我々はその心理療法家に入院担当の医師との一対一のミーティングに来てくれるように頼み、患者についての我々の診断や予後の印象の率直な話し合いをできるようにした。そうすることで、外来担当の心理療法家の診断不足だと我々が思っていることが公にならないようにしたのである。また我々はこの話し合いはとても難しいもので、電話では充分ではないと考えたのだった。

入院病棟では違う種類の相談を扱うこともできる。症例六は入院担当のスタッフが心理療法家の問題解決の手助けをした例である。心理療法家は自らが抱える問題が大変難しくなり、外来治療で自分の力を発揮できなくなっていた。

●症例六

F氏は二十五歳の学生で、重症の自殺念慮と抑うつが原因で入院していた。病棟に来た時、彼は外来担当の心理療法家が薬物療法を自分にさせたがっていたと述べ、そして薬剤が自分の自殺衝動を「治す」だろうと述べた。入院病棟にいる我々は初め、これは単なる誇張で複雑な性格障害である患者の非現実的な期待だと思っていた。しかし外来担当の心理療法家も彼と同じように、我々が彼を「治せる」だろうと思っていることがはっきりした。その心理療法家とさらに話し合ったところ、心理療法家はこの症例に当惑していて、患者から逃れたいと思っており、薬剤による奇跡的な治癒でもないかぎり治療は続けられず、患者の自殺を防ぐことはできないと感じていることがはっきりした。心理療法家は上級医師と彼の挫折感や恐れを話し合うように病棟に招かれ、心理療法家とそれに続いて患者はそれぞれの期待感を調整することができた。実際、非現実的な期待（そして非現実的な期待につきものの挫折感）が互いをだめにしてしまっていた。各自が治療に挫折感を抱けば抱くほど、どこかにあるに違いない「完全な治療」を空想して時間を費やしていたのだった。

症例六が示すように、治療に関わる人はすべて各々の介入の限界と同様に効力の範囲についても正しく認識する必要がある。ここには患者、患者の配偶者、他の家族の人たち、ルームメイト、上司なども含まれるだろう（許可が得られ、また患者がこれらの人々と話し合うことに同意した場合であるが）。加えて治療の進展が遅く、改善期間や退行期間によって中断されたり、長期予後が安心できるものではないが必ずしも否定的ではない場合、共に働く心理療法家がそのような治療状況に耐えられるかどうかを知ることは大変に助けになる。このようなことがすべての場合に起こるわけではないが、慢性的な感情障害や人格障害を扱う場合には、きわめて遅い回復に耐えられることが必要である。そうでなければ間違った期待が抱かれて、一方の心の中に進歩が遅いことを他方のせいにする傾向が生まれるだろう。

繰り返すが、理想的なのは心理療法家と処方医の間で対話が続けられ、相互に専門的な理解があり、多くの患者への責任が分かち合われている状態である（Smith, 1989）。二者間のコミュニケーションはさらに自由なものとすることもできる。処方医は、心理療法家にこの段階でなぜ薬剤が必要と考えるかと聞くのに躊躇してはならない。その他にも心理療法家への質問には、「薬剤を必要と考えることになったのはなぜか？」とか「心理療法家は薬剤が治療関係に影響したり、それを変化させると考えているか？」などがあるだろう。また反対に、薬剤の効果の範囲や特異性に対する心理療法家の期待や願いを処方医が非現実的だと思っているかどうかということを、処方医は心理療法家に伝えるべきである。また処方医は、最善の環境下においてはその薬剤の納得のいく反応がどのようなものであるかを喜んで説明しなければならない。ここでも互いに尊重しあったり定期的に連絡を取り合うことでお互いの考えが自由に交換しやすくなり、その結果コミュニケーションが率直で役に立つものとなり、心理療法家と処方医の両方にとって薬剤がどのような意味を持つかが明らかになるだろう。

脳内化学物質のアンバランスな状態 対 精神疾患の統合的概念

患者が自分には「脳内化学物質のアンバランスな状態」があり、それが精神医学的な問題のすべての原因であると信じている場合や、処方箋を書く精神科医がその通りであると真剣に受け止めている場合には、やはり心理療法家と処方医の相互協力はひどく損なわれていくであろう。(薬物療法家が実際に脳内化学物質のアンバランス状態「だけ」が問題だと信じているなら、その薬物療法家は心理療法家の仕事を心から尊敬したり理解したりすることはできないだろう。すでに説明したように、このお互いへの尊敬と理解こそ複合治療の成功にとって不可欠である)。患者たちは脳内化学物質のアンバランス状態にあると言われたとますます口にするようになっており、主に精神生物学と薬物療法の介入を行なっている処方医は、この特殊な見解を患者のジレンマとして受け止める傾向がある。精神障害における遺伝子の役割にはおそらく疑いの余地はないだろうが、いまのところ何らかの特異的な脳内化学物質のアンバランスな状態が、ある特異的な精神障害や精神障害群の原因であるという証拠はほとんどない。またライスらの言葉によれば、「これらの(精神)障害の原因に遺伝子が関与しているという証拠には議論の余地はなくても、病気の人と健康な人との間のあらゆる相違に遺伝子が影響していると説明している研究が一つもないということはしばしば忘れられている」(Reiss et al., 1991, p.284)。究極のところ、感情、認知、行動のすべてが生化学的に伝達されることを誰も否定しないだろうが、しかしそれは心理的に動機づけられていないという意味ではない。ここで再びライスと彼の仲間たちの言葉を借りれば、彼らは「二つの共有されていない学問の影響」と精神病理の発生におけるその役割について次のように考えている。

精神医学は生物医学と社会科学のどちらとも言えない慢性的に居心地の悪い立場に追いやられてきており、常に救いを求めているようだ…。（しかし）データでは、主な障害の病因に対する基本的な疑問に、あからさまに生物医学的な答えを中心に据えるような将来像が認められているわけではない。実際には、社会科学と分子生物学が対等に協力し合っていくことが将来の均衡のとれた姿だといえる（p.290）。

確かに、自分や患者が心理的な動機や化学的な影響のどちらか一つだけが問題の原因だと思い込まないようにすることが最善の取り組み方のように思われる。妥当なのは生物学と心理学の両方を考慮する立場であり、この二つのどちらが全体的に支配していると言わないまでも、勝っているかを最終的に決めようとする立場ではない。処方医と心理療法家の二人がこの複雑な心理学的／生物学的な相互作用（生物心理社会モデル）を自分たちの仕事においてだけでなく理念体系においても同じように認めるならば、患者にとっても不確実性やアンビバレンス、限界、そして協力は、日々の生活をうまくいかせるための要素であると受け入れやすくなるであろう。

心理療法家が薬剤には実際には何の役割もないと信じていたり、薬物療法家が薬剤の正しい組み合わせさえ見つかればすべてが良くなると信じていたりする、そのどちらの場合においてもこれらの二つの見方と互いの仕事に対する敬意を一緒にさせ、修正することが患者の幸福にとっては非常に重要である。このような考え方の相違をうまく調整する方法の一つがコンサルテーションという形で、別の専門家へ紹介することを考慮するべきであろう。その場合、紹介やコンサルテーションによって基本的にわかったことをすぐに受け入れたり拒絶したりする必要はない。しかしそれは異なった見解を持つ人からの情報を得る機会を与えてくれる。

●症例七

Gさんは二十二歳の独身女性で、自傷行為や家族との対立、さらに物質乱用の長い病歴があった。彼女は人格障害と考えられ心理療法を受けていたが、自殺衝動が強く薬剤を嫌っていたので、それまで薬理学的な治療を受けたことはなかった。薬物療法家は彼女には社会恐怖があるのではないかと考え、そして彼女がアルコールを飲むのもたぶん社会的な状況での不安に対する自己治療の試みではないかと考えた。最近の自殺未遂は、クラスで三十分の発表をするという課題への不安が原因となって引き起こされたようだった。彼女はさらなるコンサルテーションのために不安障害プログラムに紹介され、モノアミン・オキシダーゼ阻害薬と行動療法による治療を受けた。その結果、物質乱用は止まり、自殺念慮が有意な減少をみせた。彼女はもう人格障害の患者とは見られなくなり、心理療法家も患者に起きた劇的な変化を喜んだ。

分担治療における転移と逆転移

薬物療法家は、患者というのは一般的に医療提供者に対して強い感情や反応を持っており、強い転移感情が厳密な精神薬理的な治療においてさえ起こるかもしれないことを覚えておく必要がある。どのような治療でも薬剤が導入される時はいつでも、それは治療の心理療法的な部分で転移に影響を与える。私は悪くなったのではないだろうか？　心理療法家は匙を投げて薬物療法家にすべてを任せようとしているのではないだろうか？　患者の中には何らかの異議を申し立てる者もある。例えば性格障害の患者であれば、自分自身の現実は自分で負うのだという強い執拗な転移感情を持つことがある。この場合には治療全体が簡単に自己破壊してしまうので、薬剤の導入の際には治療者は特に注意しなければならない。そしてまた薬物療法家に紹介した心理療法家には自分の失望を打ち明けないで、薬物療法家の方に複雑な反応を持ち越す患者がいるかもしれないことも心に留めておかなければならない。したがって、薬物療法家といえども転移の（そして逆転移の）反応を免れないのである。

最後に、薬物療法家が特に難しい反抗的な患者や状況を扱っている場合も同様に、患者に対する逆転移反応の傾向が強く見られる。我々自身の彼ら（そして彼らの意識下にある怒りやサディズム）に対する怒りや憤りによって、我々は治療を止めたいとか別の治療者に任せたいとか、自分自身ですべてを掌握し、最後には（自分自身の）コントロール下に置きたいなどと思うようになるかもしれない。このような感情に取り組む一番良い方法は、孤立したり他の治療者との間に距離を置くことではなく、むしろ治療での欲求不満を別の治療者と共有することである。多くの場合、他の治療者も我々や我々の治療の見方に対して批判的であったり否定的であったりするより、我々と同じように感じているということがわかる。このように欲求不満を共有することによって、治療者間の緊張ならびに各々の治療者の中の緊張を解きほぐすことができる。さらに症例について率直な話し合いを行なうことで、建設的な概念化へと向かうことができる。

我々の仲間の一人は「難しい患者」の問題について医療サービスで話をする機会がある。話の最初に、彼は医療関係の聴衆に難しい患者の定義をどのように考えているかとたびたび質問する。よくある答えは、「私や病院が提供できる以上の時間（薬剤や関心）を要求する患者」とか「どのように努力しても良くならずだんだんと私に怒りを抱くようになる患者」とか「重症とは思えないのにいつも診察室に来ては何らかの不満を述べる患者」などである。彼はこれらをすべて患者が難しいと見られる充分な理由だと認めるが、難しい患者を他のすべての患者とはっきりと切り離して定義することのできるような飛び抜けた考えが一つもないのではないかと述べる。つまり彼の考えでは難しい患者とは、殺したくなるような、もしくは殺さずとも体に深刻な害を与えたくなる患者だという。そこで聴衆にいつも笑いが起こり、その後の研究会では、我々が願うようなやり方で行動しない、あるいは良くならない患者への我々自身のサディスティックな衝動をどのように扱うかについて率直で現実的な話し合いを行なうことができるのである。

結論

「患者、心理療法家、薬物療法家および薬剤を含む現代の治療環境では、転移の問題は過密状態の空港における飛行機の着陸パターン以上に複雑化することがあり得る」(Smith, 1989, p.80)。全体の治療過程が急降下するのを避けるためには、治療過程に関わるすべての人々の間でのコミュニケーションと敬意が必要である。加えて、患者を含む治療過程に関係する人たちがそれぞれ、情報や心理学的な資料を与えられた上で、何を成し遂げられるのかについて現実的な期待を抱くことも必要である。

治療を提供するさまざまな人々の間でのコミュニケーションも不可欠である。長期的にみればコミュニケーションは治療チームの人たちの間に起こる意見の相違や分裂を防ぎ、また患者が意識的あるいは無意識的に医療提供者間で自然に見られる分裂につけこむという機会を最小限にすることができる。コミュニケーション過程には、治療チームのそれぞれがチームの他のメンバーが行なっていることについての知識を尊敬や理解と共に持つことも含まれる。加えて、チームのメンバーがすべて互いに自由で率直な意見交換を行なっていれば、患者も他では受けられないようなはるかに包括的で調和がとれ統合化された治療を受けることができる。

このような共同の努力における患者の役割に関しても、少し言葉を足しておかなければならない。先に述べたように、薬剤を処方することについて患者がどう思っているかを正しく理解することは大変役に立つことである。治療関係者はすべて自分の期待を現実的なものにしておく必要がある。そうして、患者には心理療法家や処方医と協力しているという気持ちで薬剤を服用してもらうことが重要である。もしどちらかが患者の服薬を嫌がる理由に気づいた時には、両方の治療者はその理由に関して話を聞いたり許容したり共感的に反応したりする必要がある。もし処方医と心理療法家が協力的でなければ、両者の分裂は患者に察知され、服薬遵守の問題に至るかもしれない。最終的には、服薬の遵守、用量、服薬の意図は、服用前の感情、認知、対人関係能力の水準と比べて、患者がいかに薬剤を有益なものあるいは有害なものとして経験するどうかで左右される。しかしながら薬剤がどんなに役に立たないかという話に耳を傾けたり、患者が示した薬剤の問題点の現実性や重要性について我々自身の間で話し合う気がなければ、いかに薬剤が助けになるかという話についても我々は聞くことができないであろう。薬剤に関してその両方の面を聞くことができる能力は、心理療法家はもちろん薬物療法家にも求められているものであり、それは処方するという心理療法の重要な側面である。

第七章

困難な症例の扱い方

医師と患者の関係を複雑にし、またやりがいのあるものにしている要素はたくさんある。患者も医師もそれらの一端を担っている。第二章でメッツル（Metzl）博士が述べたように、組織内における医療や文化のあり方もまたこの関係の有効性に寄与する。

これまで我々はこの関係を理解するための基本的な原則や枠組み——すなわち何がこの関係を機能させ、また特に薬剤の処方を併用する心理療法において何が問題となるのか——について述べてきた(Adelman, 1985; Chiles et al., 1991)。我々は患者の話に耳を傾けること、治療同盟を発展させること、転移と逆転移について論議した。この文脈において服薬遵守や分担治療の管理などの具体的な項目が扱われた。

我々はみな困難な症例を抱えている。我々をひどく心配させるもの、医学研修期間には習わなかったもの、またあまりに多くの心理社会的問題を抱えているためＳＳＲＩ（選択的セロトニン再取り込み阻害薬）を処方するだけでは充分ではないものなどである。確かに、このような臨床上の困難の一因となる医師‐患者間関係に起こる問題の組み合わせをすべて記述することは不可能である。これらの難題の前触れとなるかあるいは予言していると考えられる主要なテーマ――最初の言葉が患者の口から出た途端、それは医師と患者の問題に発展し得るとわかるもの――のいくつかに焦点を当ててみることにしよう。

●症例一

Ｇ夫人は四十七歳で小学校二年生の教師をしており、十代の子どもが二人いる。六年前に乳癌と診断され、乳腺癌摘出、化学療法、放射線療法を大きな問題もなくこなしてきた。精神科病歴はまったくなく、背中の痛みと咳に悩まされるまでは大体において調子は良かった。しかし今、乳癌の転移が彼女を打ちのめしていた。再び髪の毛を失うことに耐えられないし、他の化学療法や癌自体によって消耗させられることにも直面できそうになかった。結婚生活はここ何年かあまり順調ではなかったし、二人の十代の娘たちも、その友達の母親たちとは違って活動的ではなく「病気の母親」にうんざりしていた。近くに親しい親戚もいなかったし、彼女を支援してくれるのは自分が所属する教会の何人かの女性と仲間の教師一人だった。彼女の癌専門医は彼女を精神科に紹介したのだが、それは彼女のために一番良いと考えられる診断や治療に彼女が二の足を踏んでいるからであった。

表7-1　身体的な病気の際，精神科医と患者の強い関係の発展を妨げる潜在的障害

- 患者が精神科の処置の必要性に確信がもてない
- 患者が他にたくさんの医師にも診察を受けている
- 他の種類の圧力――家族，経済的事情，時間
- 患者の注意を引こうとする医師間の競争
- 精神的健康問題に関する汚名
- 身体症状と精神症状の重複
- 患者がすでにたくさんの薬剤を服用している。さらに薬剤を増やすことへの抵抗（例，向精神薬）

G夫人は自分が精神科医に何を望んでいるのかがはっきりせず、実際のところ自分は精神科の診察室とはまったく関係がないと思っていた。彼女がそこに来たのはただ自分の癌専門医がそうするように「強いた」からだった。彼女はこのような事態が再び自分に起きたことに怒っていた。家族に理解がないことにも怒っていた。医師たちは再発を防ぐための処置を知っているべきだったとして医師たちにも怒っていた。彼女は自分の気持ちについて語ることに興味がなかった。そして彼女は気持ちを変える向精神薬は服用したくないと公言していた。なぜなら何かを服用することによって癌がさらに拡がるのではないかと恐れていたからである。

G夫人との関係を築くにあたっては、どのように考え始めればよいだろう？　この症例を難しくしているのは何だろうか？　協力関係を築くための鍵となる原則は何だろうか？　患者と医師にとっての障害あるいは好機として何があるのだろうか？（表7-1参照）

治療関係を規定する要因を明らかにする

明らかに問題とみなされることの一つは、患者が精神科医と会うのを強制されたと感じることである。これは精神科医に会うことを助言されたり、強く勧められたりした身体の病気の患者には非常によく起こる。ときには中心となる医療提供者——先の例では癌専門医——によってコンサルテーションが「要求」される。患者は多くの場合、それを「必要なこと」と受け止め、助けになるものとは考えない。

患者は中心となる医師が他の多数の医師の診察を受けさせようとすると、ほとんどが不愉快に感じる。時間もかかるし大変な費用がかかることもある。患者はしばしば、なぜ精神科に行くように言われるのか、その理由をはっきりと伝えられていないので、医師が自分のことを狂っていると思っているのではないかと考える。ときに患者は見捨てられたのだと考えることすらある。すなわち、その中心となる医師が忙しすぎたり無関心だったり、あるいは自分が見込みのない症例なので「精神科医」に追い払われたのだと思ってしまう。加えて精神科医の面接を受けることは、患者にとってしばしば汚名を着せられるようなものでもある——これには家族歴や患者自身の精神疾患についての捉え方、精神科の診察室で何が起きるのだろうかという不安や恐れ、そして精神の問題に対する一般の人々の考え方や取り組み方などが基になっているであろう。したがって、この症例で精神科医に会うことを強制されたと感じているG夫人の場合も厄介な始まりだといえる。

ではどうすればよいのだろう？　まず第一に、G夫人と精神科医がそのことについて話し合うことである。二人で第一回目に診療の目的について話し合い、他の診療での話題を振り返ってみなければならない。このことがG夫人の人生のこの時期における重要な問題であるということがわかるかもしれない。例えば、これは彼女の自分自身についての（見込みがないとの）捉え方を反映しているのか、それとも癌専門医が自分のことを気遣ってくれないと感じていることを反映しているのか？　彼女はただざらに多くの検査をしたり大勢の医者と会わなければいけないことを予想して嫌になっているだけなのだろうか？　彼女は自分がおかしくなりつつあるのを心配しているのだろうか？

この話し合いは重要である。なぜならそこで、患者の攻撃性や感情によっても精神科医が脅かされることはないことが患者に示されるからである。G夫人はおそらく何度も何度も、どういう理由であるいは誰のせいで精神科医の診察室に来ることになったのだとしても、たぶんこれは良い考えなのだということを耳にしなければならない。また何らかの心理教育——乳癌患者の三〇〜五〇％が治療のある時点で重大な精神科の診断を下されるのは確実であること——も役に立つかもしれない（Rowland & Massie, 1998）。このような教育は医師と患者を同列にし、二人の間の距離を縮める助けとなる。またG夫人に乳癌の再発によって精神科医の助けを必要とする人は自分だけではないのだということを気づかせることにもなるであろう。

もう一つ精神科医が最初の面接で提起すべき重要な問題は、情報の守秘義務である。これは医療上の相談なので、手紙や他の承諾書などが紹介元の癌専門医に送られることが要求される。したがってG夫人と精神科医は最初から、癌専門医に送り返される情報とそうでないものの種類について合意しておく必要がある。そうしておかないと、G夫人は心の中で自分の癌治療に影響するかもしれないと思っている感情や問題などを明かそうとはしないだろう。

精神科医の側に関して言えば、強力な逆転移が起こることは明らかで、それが進展していく可能性もある。そのような患者のことを気の毒に思ったり、患者の立場に立ってみたり、G夫人の子どもたちを彼女と同じように心配したり、彼女の夫に腹を立てたりすることなどは、すべて精神科医が同一視したり関連づけたりすることである。最初は身体的な病気の患者を扱う医師が患者に共感することは重要ではあるが、患者やその家族にとって最善の手助けをするためには患者の苦境から離れていられることも重要である。初めはそのような感情と一体化することも役に立つ。しかし医師にとって大切なのは、自分自身の家族の癌との闘いや他の患者の臨床上の苦しみなどについて話し始めたりしないことである。言葉を換えれば、境界を越えないことが重要である。これは身体的な病気の患者を扱うことに慣れていない精神科医にとって共通の問題になっている。

治療が進むにしたがって

このような事例で陥りがちな危険の一つは、初めに患者の言葉に耳を傾けることをせずに、癌専門医の側に立って患者に治療の決定をさせようとすることである。おそらく実際に時間的な切迫や問題があり、また患者に診断検査や必要な医療を提供するタイミングがあるのかもしれない。しかしG夫人にとって大切なのは精神科医と信頼関係を築くことであり、また精神科医は癌の専門チームと一緒に仕事をしてはいるが、検査や治療に対する彼女の恐れや不安について聞きたがっているということを理解することである。たいてい患者は検査を受けることを必ずしも心配しているわけではない――その結果を心配しているのである。彼らは治療に対して心配しすぎているのでもない――彼らが心配しているのは副作用（吐き気、嘔吐、下痢、動揺、痛み）なのだ。このような潜在的な心配が処理され、正しく認識され、その対処策が話し合われれば、ほとんどの患者は治療チームと協力することができるようになる。

また、精神科医がどのように患者の夫や娘たちと協力して治療に取り組んでいくかも重要なことであろう。身体的な病気を扱う場合には、患者は多様であるが――家族はいつでも介護の一部である。理想的には、これは医師と患者の間で治療同盟が結ばれた後での方が良い。その場合、両者の間に充分な信頼があるので、二人で必要だと思われる家族面接の予定を決めることができる。

身体的な病気の患者を治療する場合、もう一つ難しいのは精神症状がその病気の一部なのか、治療の副作用なのか、それとも心理的あるいは他の要因によるものかの判断を下すことである。ほとんどの場合、その区別は不可能であり、したがって患者は症状の緩和と向精神薬の副作用による悪影響を最小限にしようという目的に基づいて治療される。

身体的な病気の患者に必ず尋ねるべき重要なことは、代替医療ないし補足的な薬剤を使用しているかどうかである。患者はたいていそれを尋ねられることを喜び、そのような薬剤に対する自分の考えに医師が関心を示しているのがわかると嬉しく感じるものである。これは家族内伝承や医師側の見解、医療制度への信頼などについて、たくさんの興味深い話し合いへとつながっていく。G夫人の場合、彼女は鍼灸士あるいは患者に薬草を調合し自然食事療法を勧める自然療法医に診てもらうことを考えていた。癌の再発に落胆していたG夫人は、癌専門医の指示に従う代わりにそれを考えていたのである。彼女は絶望しており何か慣例にとらわれないことがしたかった。実際、これがG夫人が検査や癌専門医の治療計画を進めることに「ためらい」をみせた主な理由だった。

たとえ精神科医が向精神薬が必要だと判断しても、全面的な話し合いが必要である。向精神薬は欲しくないと率直に言う患者が激しい自律神経症状（睡眠障害、無欲症、抑うつなど）を見せることはよくある。そのような場合でも、最初の診療では薬剤を処方しない方が良い。ある者は薬剤がこれらの症状を緩和すると言うかもしれないが、それは二度目の診療で話題にできるまで待った方が良い。

G夫人の場合には、最初の面接から数日後、二度目の「問診」の前に電話するようにと言われているので、精神科医はそこで彼女の様子を知ることができる。こうすることで精神科医はG夫人に、自分が彼女のことを考えたり気にかけていて、彼女から話を聞きたいと思っているということを知らせることができる。すなわちそれはG夫人に、どのように自分が考えているかという話を持ち出したり、自律神経症状を改善させる機会を与え、また速やかに互いの絆を強める助けとなる。G夫人の場合には、それはまた彼女にある種の自律性を与える——電話をかけるかどうかは彼女が決めることであり、強制されたと思うことはない。精神科医の中にはこのような目的にEメールを使う者もいるが、患者とリアルタイムで連絡を取り、患者がどうしているかを知るためには電話の方がより温かみがあり、またより共感的であると言える。

さらに精神科医で末期医療の状態の患者を治療する者は、死と死にゆくことに関して患者を助けていかなければならない。遺言書の作成の仕方を理解させたり、疼痛管理や苦痛を軽減することについて話し合ったり、葬儀の手配をしたりすることなどを精神科医はすすんで行なわなければならない。このようなことは通常、この種の医師 - 患者関係で生じる話し合いの中では最も難しいものとされるが、最も重要な題目でもある。

癌専門医や家族が治療を「続ける」ことを望んでいるが患者自身は止めたいと思っている場合に、患者が精神科医のもとを訪れるのはよくあることである。ここがいわゆる重要な分岐点であり、患者が自分の治療や人生に対して持ちたいと思っているコントロールの尺度となるところである。医師 - 患者関係においては、精神科医はこのような事態を予測し、患者がこれを解決していけるように間違いのない個人的判断に陥らないような環境を整える必要がある。

その他にも身体的な病気を持つ患者との治療では考慮すべき問題点がたくさんあるが、全体を通じて言えることは、身体的および精神科的な問題のさまざまな段階で医師 - 患者関係を機能させることが重要だということである。

●症例二

四十七歳の独身男性H氏には、過去にアルコール依存症、気分変調症、境界性人格障害が著名な病歴があった。彼は一人暮らしで出勤率が悪かったために、最近、小売店での仕事を解雇された。過去に薬剤を大量服用したり自分の腹部を刺したりするなど何回かの自殺未遂歴があった。絶望にかられた時や「苦痛のある」時には自分の腕を切りつけることもたびたびであった。どの場合も自傷行為の後には助けを求めて救急センターに電話していた。遺書は一度も書いたことがなかった。ある時には橋まで行ってそこから飛び降りることを考えていたら、警察の車が近づいてきたので歩き続けたとも報告している。

H氏には近い親戚や支援してくれる人がいなかった。彼を経済的に援助していた教会でさえ他の援助を探すようにと告げていた。家族は彼が深酒をして両親から金を盗むようになった二十年前に、彼との縁を切っていた。

彼は最近、地域の救急センターで自殺のおそれがあるとして診察を受けたが入院はさせられなかった。どの医療保険にも加入していなかったし、センターの職員は彼の自傷行為に差し迫った危険性を感じなかったのである。彼は飲酒はしていないと言ったが、そのことは酒気探知器で確認された。

H氏は、家に銃はなく手に入れる方法もないと言った。鋭いナイフなら持っているが、自殺するつもりだったら橋や高いビルから飛び降りるだろうとさえ言った。何か劇的に変化しない限り、おそらく自分は近いうちに自殺するだろうと認めたが、彼には何を変えるべきか、また変えられるのかはわ

表７‐２　Ｈ氏の自殺危険因子

- 自殺未遂の病歴
- 武器（銃）の入手
- 気分障害
- アルコール依存症の病歴
- 独身で一人住まい――社会的な支援がほとんどない
- 無職（最近仕事を失った）
- 経済的な逼迫

からないのであった。

救急センターは彼をＩ医師に紹介した。Ｉ医師は病歴をつぶさに検討し、Ｈ氏が慢性的な自殺衝動に駆られていることを明らかにした。彼には消極的そして積極的な自殺観念が日常的に見られる。孤独で羞恥心があり自分を卑下し希望もないＨ氏は、自活していくことや失敗することを怖れている。彼は病院のプログラムの一部や抗うつ剤など、Ｉ医師が提示したもののほとんどを拒否してもいる。彼は自分の経済状態に不安を感じている。また最近雇われていていくらかの資産があるという理由で医療費援助プログラムを受ける資格がなかった。Ｉ医師は約二カ月間患者を診療した。しかしＨ氏が自殺したという電話を受け取ることを心配しない日は一日たりとてなかった。Ｉ医師の診察室から帰る時にも、常にＨ氏の自殺の考えは変わらない。Ｈ氏は抗うつ剤を試してみることを承諾したのだが、彼の気分や自殺念慮を改善するようには思われない。Ｉ医師は抗うつ剤によってＨ氏にやる気が出てきて、自殺を実行してしまうことを非常に心配している（表７‐２参照）。Ｈ氏には「誰かを道づれに」という欲望はない。

多くの要因がこの症例を複雑にしている。I医師は最善を尽くしているにもかかわらず，H氏がまだ自殺するのではないかと怖れている。それでもなおI医師は自分がこの難しい状態に置かれたことに怒りを感じている。彼は救急センターが自分の所にこのような難しい患者を回したことに当惑し，なぜそのようにしたかについて疑問に思っている。二カ月経った後でも自分がH氏のことをわかっているとは思っていない。何の絆もなく，ほとんどの話し合いが自殺に関するものである。I医師は安全のための取り決め――H氏がどのような状態のとき誰に電話すべきか――を行なったが，しかしこのような取り決めは相互の信頼に基づくものであることはわかっており，自分たち二人にそのような信頼があるとは思えなかった。

治療関係を規定する要因を明らかにする

慢性的な自殺衝動の患者（この場合は境界性人格障害の患者）を診察することは，精神科医にとっても他の医者にとっても大変に骨の折れる仕事である。それは我々のうちに多くの原始的な感情をもたらし，憤り，怒り，抗議したい気持ち，抑制力を失うこと，無力感などを生じさせる（Maltsberger, 1993; Waldinger, 1989）。それはまた非常に危険である。

I医師とH氏の間における最初の問題は，自殺の問題を脇に置き，他の治療を始めるためにそれを棚上げしようとしたことである。自殺のことが常に念頭にあり，そしてH氏自身も自分の意図がはっきりわかっていなかったので、I医師には保護的環境を維持すること以外ほとんど何もできなかった。H氏は自殺の問題によって自分にとって必要な助けを得られないようにしていた。I医師にとって両者の関係を前に進めるための唯一の方法は、危険を冒してもH氏に自殺の問題を脇に置かせることである。その危険とは、H氏がそのことに怒ったり、力不足を感じたり、I医師に打ち負かされたと感じることなどである。H氏にとって自殺衝動を抱くことは、I医師の関心を自分に引き付けておくことである。たぶん彼はそれを望んでおり、それを手放したくはないのだろう。これは彼にとって板ばさみの状態である。自殺の問題ではI医師とH氏の間の関係は不均衡となり、H氏が主導権を握っている。したがって自殺の問題で何らかの動きがみられない限り、医師‐患者関係におけるどのような協力の機会も存在しないだろう。それをどうしていくかには努力が必要とされる。

もう一つの大きな問題は、H氏には他の社会的な支援や親戚などがないらしいということである。彼は社会的な対人関係を全面的にI医師（あるいは救急室）に頼っているように見える。I医師はH氏の前の仕事における問題の原因がわからないので、彼に仕事に戻るように勧めていいものかどうか悩んでいる。それというのも、また仕事がだめになった時に彼の自殺衝動が増加するのではないかと怖れていたからである。その他にもI医師は、患者が見捨てられたと感じてほしくはないので、部分入院プログラムあるいは他の心理療法家にもっと頻繁に診てもらうことについて彼に話を持ち出すこともできずにいた。これらの問題を扱う唯一の方法は、患者とこれらのことについて話し合うことである。I医師はこれらの悩みを自分自身で抱え込んでしまっていた。H氏と協力し合うことは危険かもしれないが、しかし少なくとも協力的に問題を話し合うということは患者にとっての手本にはなるだろう。

治療が進むにしたがって

I医師は自殺のことを脇に置くようにすることができるが、しかしそのことが常に潜んでいることを知っている。I医師にできる重要な決断はセカンド・オピニオンを得ることである。I医師は自分がこの件に巻き込まれてすぎていることがわかっており、この患者に責任を負っていない誰かが何らかの洞察を与えてくれないかと考えている。I医師はH氏にこのコンサルテーションをする理由について説明した。H氏は初めうろたえるが、それはH氏がI医師に与えていた板ばさみの状態を理解した最初の印である。同僚ないしは慢性的な自殺衝動の患者について知識のある人にコンサルテーションを頼むことは、重要な選択の一つである。

時間が経つにつれ他の問題も生じてくる。I医師に湧き上がってくる同情心もある。彼はH氏を心から気の毒に思い、「彼の警戒を解こう」とし始める。両者の間で交わされる質問の中で、慢性的な自殺衝動がありふれたものに思われてくると危険である。H氏に自殺衝動があるということが既成事実になってしまい、しかしそれでもH氏がいつも面接の約束にはやってくるので、I医師は自分とH氏との絆の強さがH氏を生存させることになっているのだという考えに陥りがちになる。これは不幸な状況であり、I医師の側にいくらか自己愛的なところがみられる――I医師は自分が良い治療者なのでH氏がきちんと面接に現われるのであり、自殺の危険も減ってきていると思うようになる。しかしこれは大間違いである。H氏には相変わらず自殺衝動があるのだが、何をすべきか決めていないだけである。彼はI医師のことが好きではあるが、おそらくそれだけでは彼の自殺を阻む理由としては不充分と言えるだろう。

治療目標は患者との間で明確にされなければならない。H氏の場合、自殺を話題の中心から外したので、それに代わる問題が話し合われなければならない。それらはどのようなものであるべきか？ 仕事に戻り人間関係をつくり始めることなどが重要な目標として考えられるであろう。I医師は目標が達成できた時にH氏が見捨てられたと思うのではないかという心配をせずに、H氏がゆっくりとそのような目標に向かって行くことを手助けしなければならない。

I医師はまた、H氏の気分には薬剤が有効だろうと信じている。一つ心配なことはH氏が大量服薬をすることである。

個別に話し合う必要のある特殊な問題もある。I医師の休暇や休みの日は、I医師とH氏の両方にとって常に気がかりで心配の種となる。I医師は自分の休暇中にH氏が自殺衝動を感じた時には、代わりの医師に電話するようにとは言わず、代わりの医師との定期的な面接に行ってもらうようにしている。これはうまくいっているようだ。

もう一つ、彼らはEメールを使っている。H氏はEメールを一日一回、I医師に送っても良いことになっているが、それは自殺に関係のない内容でなければならない。H氏はメールが送られた時、I医師がコンピューターの前にいない可能性があることを理解しているが、おそらく二十四時間以内にはI医

表７-３　自殺衝動の患者を扱う方法

- 精神科医が患者のためにセカンド・オピニオンを得る
- 精神科医はコンサルテーションを求める（同僚と話し合う）
- 医師 - 患者関係における転移や逆転移の問題点について言及したり理解する
- 医師は患者の安全を保つために自分ができることの限界を理解し尊重する
- 適当と思われる時には入院も考える
- 医師の休暇や休みのための代替要員を確保する
- 警戒心

師がそれを読み返答するであろうこともわかっている。すべてのメールはＨ氏のファイルに収められるが、このこともＨ氏は知っている。

Ｈ氏はＩ医師との間の情報の守秘義務の限界について理解している。Ｈ氏が自殺しそうな時および自殺するのではないかとＩ医師が思った時には守秘義務はなくなり、支援を得るために関係機関に連絡が行くことになるだろう。

Ｉ医師は抗うつ剤を処方することの利害を秤にかけ、Ｈ氏をＳＳＲＩで治療することに決める。Ｉ医師は使用する抗うつ剤の血中濃度の測定を頻繁に指示する。そうすることはＳＳＲＩの血中濃度とその効果との間に相関性がなくても役に立つ。なぜならＨ氏は自分がきちんと治療されていると感じて嬉しく、Ｉ医師もまたＨ氏が薬剤を服用しているかいないかがよりはっきりとわかるからである。

たぶんこの症例において最も考慮すべきことは、Ｉ医師が警戒心を持ち続けることであろう。慢性的な自殺衝動の患者の中には自殺念慮や自殺の意志を実行に移す者がいる。このような患者は危険度が大変高く、それにしたがって治療され対応されなければならない。

この症例では自殺衝動の問題は医師‐患者関係の問題を話し合うことと合わせて行なわれなければならない（表7‐3参照）。

その他の困難な問題

(一)プライマリケア医と協力する

●症例三

四十六歳の既婚者で技術者のJ氏は自ら大学病院の精神科外来にやってきた。三年ほど前、J氏が仕事上のストレスとそれによる経済的困窮を経験した時、彼のプライマリケア医がパロキセチン(paroxetine)を処方した。J氏はそれ以前には精神疾患の病歴はなく、仕事が安定した時には他の多くの問題も収まった。しかしプライマリケア医はJ氏がパロキセチンを続けた方が良いと思った。J氏は精神科医と会うことをプライマリケア医には話さず、今回の面接を薬剤の継続の必要性を話し合うために要請したのだった。

これは難しいケースである。何が難しくさせているのだろう？　まず、J氏は三年以上にわたってプライマリケア医から治療を受けていながら、プライマリケア医と協力関係にあるとは思っていない。J氏が精神科医に会うことをプライマリケア医に言わなかったとすれば、この医師‐患者関係の断絶からどのような意味が読み取れるのだろう？　表向きはこれは薬剤の問題として表われている。すなわちプライマリケア医が何か薬剤を処方したのだが、患者が医師の判断を信用していないか、患者が薬を服用するのが嫌で誰かから中止の許可を得たいと思っているかのどちらかである。そうでなければ患者と医師の間に何か他の問題がある。

先の精神科医はこの状況をどのように扱うのが一番良いだろうか？　精神科医はＪ氏とプライマリケア医の間にある問題点を探る必要があるだろうか。それとも単に現在Ｊ氏にみられる徴候や症状に注目し、パロキセチンがこの時点で最適かどうかを判断するだけで良いだろうか？　心理療法はＪ氏の治療において付加的なものか、それとも基本となるものかも調べる必要があるだろうか？　診療結果の写しをプライマリケア医に送ったり、プライマリケア医に電話することは理にかなっているだろうか？　そのようにすると、精神科医はＪ氏とプライマリケア医の問題に加わることになるのだろうか？

興味深いことに、アメリカで処方される抗うつ剤のほとんどはプライマリケア医によるもので、精神科医によるものではない（Valenstein, 1999）。教育および臨床のガイドラインとその利用手段がはっきりしてきたこと、また患者が情報に通じてきたおかげで、抑うつや不安症状がプライマリケア医によっても認識されるようになった（Lazarus, 1995）。しかしプライマリケア医が診る抑うつや不安の種類は、通常、精神科医が診るものとは異なっている。プライマリケア医は他の医療問題の文脈の中で患者の抑うつや不安を治療し、また通常はその主な症状だけを治療する。これは時間的な制約があることと、患者を引き続き診療することを承知しているからである。プライマリケア医が抑うつや不安症状に注目した場合、患者はたいてい薬剤を処方される。心理療法に関する話し合いはあまりない。患者がすでに心理療法を受けている場合でも、精神医療関係の治療者とプライマリケア医との間のコミュニケーションは大体においてあまり良いとは言えない。

この症例でもう一つ示されているのは、精神科医とJ氏のプライマリケア医との間の最適なコミュニケーションというのが一体どのようなものかという問題である。これは多くの場合、患者次第――すなわちJ氏が精神科医とプライマリケア医が連絡を取り合うことに同意するかどうかで決まる。もし患者が同意しなかったらどうなるだろうか？　精神科医が薬剤の変更を決めた場合――増量したり、他剤に変えたり、中止しようとした場合――プライマリケア医がこのことを知らされなければ治療の質が危険に曝されるだろう。J氏はどのような変更がなされても自分でプライマリケア医に話すと言うかもしれない――しかし精神科医はそれを信じられるだろうか？　ここですでに精神科医とJ氏との間に信頼に関する問題が発生している！

最終的に、情報がプライマリケア医に伝わらなかった場合は精神科医に責任があるのだろうか？　我々には抗うつ剤とプライマリケア医が今後処方するかもしれない他の通常の薬剤との間に、薬と薬の相互作用が多く見られることがわかっている。

あるいはJ氏は精神科医に合意するかもしれないが、その場合、精神科医はプライマリケア医に医師‐患者関係に問題があると知らせる仲介者として動いていることになる。たぶんこれは効果があるが、では精神科医はコミュニケーションの問題でどのようなところに気をつけるべきであろうか？

向精神薬を処方するプライマリケア医や他の医師の増加によって多様な関係が増え続けているために、薬剤の処方はますます難しいものとなっていくであろう。

(二) 非医師の精神医療従事者と一緒に仕事をすること

多くの精神科外来や個人診療所においては、患者の評価を最初に行なう専門家は医師ではない（臨床心理士、ソーシャルワーカー、カウンセラーなど）。実際、薬剤処方に紹介してくるのは医師でないことが多い。しかし〝The Principles of Medical Ethics with Annotations Especially Applicable to Psychiatry（特に精神科に適用可能な注釈をつけた医療倫理の原則）〟の五・四章で明確に述べられているように、「医師は、臨床心理士あるいは実際のところいかなる医療外の人にも、専門的な医療判断を必要とする事柄を何であれ委任すべきでない」（American Psychiatric Association, 1995）に注目することが重要である。患者が心理療法を受けていて、その後に投薬評価に紹介されるにしろ、あるいは治療の初期から投薬に紹介がなされるにしろ、患者は知らず知らずのうちに、もしくは直接的に、症状を緩和させる薬剤の重要性について何らかの考えを提供されることになる。

もし精神科医への紹介が非医師の治療者によってなされたなら、薬剤が症状の解決に及ぼす役割は患者にとって非常に重要なものとなり、その価値以上のものとなるかもしれない。

●症例四

K夫人は五十四歳ですでに結婚した二人の子供がおり、精神科病歴は何もないが、夜間に眠れない状態が続いていた。夫はその二日前に多発性骨髄腫と診断されていた。友人が町のソーシャルワーカーを推めてくれたのでK夫人は最初の面接をしたが、その時に薬剤評価のために精神科医に会うことを薦められた。その精神科医に診てもらうまでには早くても一週間かかるということだった。K夫人はある特定の問題で面接に来たのに必要な援助が得られなかったので、そのソーシャルワーカーが助けにならないと感じた。その一週間をどのように待てば良いのかわからず、ソーシャルワーカーが支持的心理療法を継続するように提案した時、K夫人は非常に怒り、興奮して、心理療法にも薬物療法にも何の価値も見出せなかった。

このケースの困難な状況は、医療訓練を受けていない非医師の治療者が薬剤が必要かどうかを評価する役目を負わされた場合、いかにそれが問題となりやすいかを示している（Woodward et al., 1993）。K夫人の場合には、患者の目から見て薬剤の役割がたぶん過大評価されており、治癒力のあるものとして映っていたのだろう。ソーシャルワーカーが薬剤を処方することができなかったので、K夫人は怒り、興奮し、望んでいたほど速やかには自分の症状を解決することができなかった。

たぶんソーシャルワーカーは薬剤が問題を解く鍵になるとは思わず、安全策を取ろうと思い精神科医に決断を任せたのだろう。しかしあまり多くの臨床上の情報がない場合には、精神科医への紹介をソーシャルワーカーと患者との絆がもっと強くなるまで待つかどうかを見極めるのは難しい。心理療法をすでに一定の期間受けている患者を紹介しても、患者が薬剤について理解する際にはさらに複雑な問題が生じる。

●症例五

S医師は六十三歳の同性愛者であり、自己愛性人格障害のため五年間にわたって臨床心理士による心理療法を受けていた。S医師は医局に若い医師が雇われ、その人たちが良い仕事をどんどんするようになって自尊心の欠如を感じ始めていた。臨床心理士は患者が大うつ病の症状を示していることに注目し、彼を精神科医に紹介した。S医師は臨床心理士が匙を投げたのだと思い、臨床心理士によって自己愛的に傷つけられ拒否され見捨てられたと感じた。S医師は薬剤は自分を「麻痺」させるし、自分自身に対する感情を変えるものであるから、臨床心理士と共にやってきたことが無駄になったと感じた。S医師は自己評価の低い状態が好きではない一方で、彼の心の問題に取り組み続け、その問題を解決するためには薬剤を服用しないでいることが重要だと思った。何年にもわたる精神力動的心理療法によって患者は自分の問題を生物学的に誘発されたものとしては見なくなり、薬剤の必要性も認めていなかった。

第三の人物（患者 - 非医師の治療者 - 精神科医）を治療に参加させることは通常難しく、それに伴って症例五（American Psychiatric association, 1980b）で示したような問題がいくつか現われてくる。厄介なことに、S医師の臨床心理士の場合はどれだけの情報を精神科医に提供すべきなのかという問題も含まれる。五年をかけて臨床心理士はS医師のことをよく知るようになった。明らかに情報のいくつかは精神科医と共有するにふさわしいが、しかし情報が共有された後、臨床心理士とS医師との関係はどのような影響を受けるだろうか？

精神科医にとっては非医師の治療者と一緒に治療をするのもまた難しい。管理の問題すなわち誰が患者を引き受けているのか、訴訟が起こった場合に誰が「支払い能力」をもっているのか、誰が治療計画の進行やその後の管理に責任があるのかなど、どこで衝突が起きてもおかしくはない。精神科医がいつも決まってソーシャルワーカーや臨床心理士と仕事をしているのでないかぎり、効果的なコミュニケーションの方法を治療者同士や患者との間で作り出していかなければならない（Gardner & Holzman, 1983）。

●症例六

Hさんは十九歳の大学一年生で摂食障害のためにソーシャルワーカーの治療を受けており、また抑うつ症状があり精神科医から処方されたサートラリン（sertraline）を服用していた。両親の訪問の後、彼女はひどいうつ状態になり、ルームメイトに自殺の考えを口にするようになった。Hさんは勇気を出してソーシャルワーカーに電話をかけてみた。しかし留守番電話になっていて、ソーシャルワーカーは町の外におり、緊急の場合には地域の病院の救急室に行くようにとの応答があった。患者は入院し、退院が近くなったということだけが精神科医に知らされた。

不幸なことに、このようなことはあまりにもよく起こる。臨床医の多くはさまざまな緊急時の不測の事態について、治療者間や患者との間で話し合いをすることがない。それゆえ患者はどういう目的で誰に電話するかということを決定しなければならないので、間違いがよく起こる。Hさんは精神科医の役目はただ薬を処方することだけだと考えていた。彼女は精神科医は個人的なことには関心をもたず、自分ではなく薬剤にだけ注意を払っていると考えていたのである。このような考えは精神科医のもとでの簡単で（二十分）、そう頻繁ではない面接によって培われたものであった。一方、ソーシャルワーカーとの面接は毎週もっと長い時間（一時間）をかけたものであった。Hさんにとってはソーシャルワーカーはよく面倒をみてくれる思いやりのある人物であった。このケースでは入院を避けることができたのかと考えることがより良い理解へとつながったかもしれない。

精神科医は多様な患者の短時間の面接や薬剤チェックを依頼されることが多い。これらの患者はいわゆる「協働治療」において非医師の治療者から心理療法を受けている。精神科医はこのような治療者について、彼らの技術水準、提供する治療の種類、教育程度、薬剤の知識など、よく知らないことが多い。したがって患者の治療に関して誤解が生まれやすくなり、その結果どちらがどの問題を扱うのかということで混乱が生じることもあるだろう。コミュニケーションや互いの資格について知るための最上の方法について書かれたものはいくつかある。しかし臨床医が忙しい時には、このようなことで間違いが往々にして起こる（Appelbaum, 1991）。次がその例である。

●症例七

D夫人は五十二歳の独身女性で、母親と姉とを乳癌で失ったことに関する問題で三カ月にわたり精神科医に診てもらっていた。精神科医は抗うつ剤を始めることを提案したが、患者は薬なしで自分の問題に取り組みたいと思いそれを拒否した。そして薬剤が提供されないのだから臨床心理士の治療に紹介してくれるようにと頼んだ。そこで精神科医は、同じビルに精神科医として最近移ってきたW博士という臨床心理士の名前を記した。数カ月後、精神科医は新聞でW博士が他の州で患者との性的な違法行為によって免許を失い、その後無免許で働いていたことを知った。精神科医は紹介の際、その臨床心理士の資格を調べていなかったのでその影響がどうなるかと心配だった。

診断上の問題点

現在までのところ、ある診断を下された患者が心理療法と薬物療法の両方を行なう精神科医の治療を受けた方がうまくいくのか、それとも協働治療（非医師の治療者と精神科医またはプライマリケア医）を受けた方が良いのか、もしくはプライマリケア医だけから薬物療法を受けた方が良いのかについての判断を下した文献は現われていない。

これまで述べたように、我々は診療の形式を患者の保険の範囲や診療請求の観点から決定するようになってきている（一時間で精神科医は薬剤を必要とする数人の患者を診ることができるが、心理療法を必要とする患者は一人しか診ることができない）。そして心理療法を行なう精神科医は減り続けている。一般的に、医師は時間の制約、煩雑な書類事務、そして規定上の問題などのせいで患者の退院記録やそれ以前の受診記録の写しなどを手にすることは滅多にない。しかし患者の診断上の問題や過去の一般医療や精神科での病歴を考慮に入れないと、薬剤の処方は複雑になることもある。

㈠具体的な診断上の問題：物質乱用

●症例八

六十一歳の既婚夫人であるＪさんは熱心なジョギング愛好者で、すでに退職した教師である。彼女は最近、子宮癌の治療を受け、その予後も良かった。しかし彼女の癌専門医はＪ夫人がジョギングを再開せず、日頃の活動にも戻っていないことに気がついた。彼女は眠れないと訴え、いらいらしているようだった。癌専門医は眠れるようにといろいろなベンゾジアゼピン（benzodiazepine）系薬物を試してみたが、どれも助けにならないようであった。患者が痛みの緩和のために使っていた麻薬の量もかなり高いままだった。Ｊ夫人は数年間ソーシャルワーカーとの面接をしていたが、癌専門医とそのソーシャルワーカーの間ではＪ夫人の治療について実際に話し合いがもたれたことはなかった。癌専門医が精神科医に診てもらうようにとの説得を繰り返した後、彼女はやっとそれに同意した。
精神科医は患者が癌の診断を受けるまでは長年にわたり軽度のアルコール依存症だったということを知ってまったく驚いた。患者は医師の目に弱そうに映ったり依存しているようだと思われたくなかったので、アルコール依存症については癌専門医との間で話し合われたことがなかったのである。ソーシャルワーカーは患者がまた飲酒を始めたことに気づいていなかった。麻薬の使用がアルコールに加わり、患者は悲嘆に暮れ、憂うつに感じていたのである。

この症例で癌専門医が麻薬を処方したのは患者に良かれと思ってのことである。患者は十二段階リハビリテーション・プログラムを終了しており、どの「精神作用性」の薬も自分の嗜癖問題を助長すると考えていた。癌と診断されて治療が始まった時、J夫人は抑うつ状態になり将来を憂い始めた。ひとたび麻薬が処方され定期的に使われ始めると、J夫人はアルコール依存に負けない自信やそれに対するコントロール力を失い、再び飲酒を始めた。癌専門医はアルコールや物質乱用の病歴については尋ねなかったし、患者もまたそれを話さなかった。

この患者にとって麻薬を使用することの意味は大変大きく象徴的でもあった。それはただ単に痛みを抑える手段ではなく、むしろ生活上の問題をコントロールするために経口物質への長期依存が再燃したことを意味した。麻薬は癌と同様、長年の依存問題を象徴していた。J夫人は自分のアルコール依存症を恥ずかしく思い、また自尊心も傷ついていたので、医師にきわめて重要な情報を隠したのであった。

彼女は自力でこの問題と闘うことができると考え、また新たにアルコールや薬物のリハビリテーション・プログラムに入らなければならないことを恐れていた。このような理由から、彼女はソーシャルワーカーにもこの情報を話していなかった。

薬物やアルコールの問題がある患者にとって、ある種の薬剤が都合が悪いというのはよくある。それゆえ臨床家はすべて、治療の最初にまたはその期間中でも充分な病歴を手に入れておくことが非常に重要である。一人の患者の治療に参加している多くの臨床家たちは、特にこのような薬物やアルコールの問題がある患者の場合、互いに話し合うことが必須のこととなる。J夫人の場合もソーシャルワーカーと癌専門医がJ夫人の治療について話し合っていたならば、アルコール依存症の病歴と現在のアルコール摂取の兆候が明らかになっていたかもしれない。

(二)具体的な診断上の問題：統合失調症

薬剤が重要な意味を持つもう一つの疾患は統合失調症である。この疾患では患者は密接な人間関係に耐える能力をもたないことが多い。妄想型では、どのような種類の薬剤であれ患者が服用を怖がることはたびたびある（Winer & Andriukatis, 1989）。患者は毒を盛られたのではないか、必要以上に大量の薬剤を服用しているのではないかと心配したり、体重や性的能力、思考や行動する能力に影響する重度の副作用があるのではないかと心配する。臨床医と密接な関係を築き上げるまでに何年もかかることが多い。現在の医療環境では、継続的な治療を提供できるような関係を維持していくことはきわめて困難である。統合失調症の患者は変化に抵抗があるので、新しい薬剤は疑いの目で見られたり信用されないことが多い。

●症例九

K氏は四十九歳の独身男性で妄想型統合失調症と診断されていた。彼には二度の入院歴があり、現在は地域精神保健センターでその後の治療を受けている。彼を担当するケースワーカーは約六カ月ごとに代わり、精神科医も同様であった。K氏はソーシャルワーカーや医師を信頼していなかった。彼が何カ月も治療を止めてしまうことはたびたびで、自分がひどい精神病状態になった時だけ――妄想がひどくなり、恐怖を感じ、自分自身を傷つけることを考えるようになると――再び姿を現わした。精神科医はK氏が服薬を遵守せず予約を守れない状態に気づき、毎月デカン酸ハロペリドール(haloperidol decanoate) の注射をすることを提案した。K氏はこれを攻撃的なやり方と見て、医師たちが自分を制圧し傷つけようとしているという妄想感情を強めた。彼は、その後の治療に戻ってくることはなかった。

精神科医とソーシャルワーカーがK氏を援助しようとしているにもかかわらず、彼はその後の治療評価やデカン酸の筋肉内注射を敵意ある攻撃的なものと見なした。治療を遵守しないことについての意見も厳しい非難と捉えられてしまった。彼が治療に来ないわけを確かめようとしたのに、妄想的な恐れや考えがあるために彼は咎められているように感じた。K氏は自分の問題が何なのかを説明できるとは思っていなかったし、自分でも理解していなかった。彼には治療スタッフが自分に対して怒っており、そのせいで自分を傷つけたいと思っているように見えただけだった。彼はもう戻って来ない方が良いだろうと感じ、もしひどい問題が起きたら病院の救急室に行けば良いと思ったのである。

この症例では、精神科医が診療に戻って来ない患者の問題が何だったのかを理解していたかどうかは不明である。ありがちなのは、患者が非難され、その後の診療に戻って来なかったのは不遵守の証とされたことであった。医師‐患者関係における不適切なコミュニケーションに関することが問題として起こってくることもたぶんなかった。

統合失調症の患者との前向きな心理療法的関係を築き上げることを主題とした文献は数多くある。しかし今日の治療環境の下では、このような患者に必要とされる多様な事柄のすべてに対応することはおそらくこれまで以上に難しくなっている。重度で慢性的な精神疾患に利用できる資源やサービスは一般的にいって非常に少ない。治療を拒んだり治療を受けたくない患者を追跡できる良いシステムがないのである。患者は激症の場合を除いて入院治療を拒まれ、入院した時ですら短期間となり、医療チーム全体で患者の多様なニーズ（住居、交通、仕事や職業上の問題、家族の問題、薬物療法の安定など）に対処する機会がいっそう少なくなっている。

時間も重要な問題である。たくさんの患者が地域精神保健センターで扱われるので、医師が患者を診察するのはごく稀であり、しばしば薬剤チェックだけになる。他の専門家たち——看護師、ソーシャル

表7-4　地域精神保健センターで治療を受けている統合失調症の患者との医師-患者関係を促進させるための提案

- 医師と病院のスタッフは，患者との関係が確固たるものかどうかを見直す必要がある。ある患者に対して医師があまりに頻繁に替わっている場合には，これは減らさなければならない。最低でも，このことについて患者と話し合う必要がある。
- 薬剤を変えるように頼まれた時には注意深く考え，このことが患者に持つ様々な意味について話し合う。
- 患者に必要とされる薬剤の選択権を患者に与えるようにする。
- 患者が約束の面談に現われない場合には効果的な追跡計画を立てる。精神科医もその計画に加わる必要がある。
- 医師は，自分の治療に従わない患者に時間をより少なくではなく，より多く費やすようにすべきである。遵守の問題があった患者に時間を割り当てる際には，予約スケジュールをそれに合わせる必要がある。

ワーカー、カウンセラー——はより定期的に患者と会っている。したがって医師-患者間に絆が求められることは稀である。それゆえ精神科医のことをほとんど知らなかったK氏が筋肉内注射が必要だと言われた後にセンターに戻らないと決めたのは何ら不思議ではない。彼にとってはそれが罰のように思われたのである。

このような問題を避けるためのいくつかの提案を表7-4に挙げた。

複雑さを助長する治療環境

医師-患者関係の問題を助長するものに治療環境がある（McNutt et al., 1987）。例えば病院や保険制度によっては、いわゆる「ホスピタリスト」の医師（病院にいる患者だけを診る）や「ジェネラリスト」の医師（外来で患者を診る精神科医）を抱えているところがある。

●症例一〇

十六歳で寄宿舎付き学校の二年生であるLさんは神経性過食症の治療を受けており、冬休みだったが学校に早く戻ってきた。自宅では両親との間がうまくいかなかったのである。彼女は両親と絶え間なく言い争い、自殺衝動を感じていた。

冬休みになる前に彼女と彼女の精神科医は自宅で起こり得る問題について話し合っていた。患者は家に帰ることなど考えていなかったのだが、精神科医が、寄宿舎は空っぽになるだろう、両親も怒ったりがっかりするかもしれない、自分も町にいない、などと言って帰ることを勧めたのだった。

Lさんは早めに学校へ戻って来た時、精神科医に電話をした。そして留守番電話に涙ながら怒りの伝言を残した。精神科医はLさんに救急室に行き、入院するよう求めた。その精神科医はその病院では診療をしていなかった。HMO（保健維持機構）の精神科スタッフの他のメンバーがその仕事を行なっていた。入院の原因となったものはほとんどが両親とのことであったが、精神科医に見捨てられたという思いもまたその一因であった。

他にも、患者が専門家チームの治療を受ける環境としてはさまざまなものがある――部分入院プログラム、地域精神保健センター、入院環境、物質乱用プログラムなど。特定の課題がどのようなものかによって（薬物嗜癖から回復させること、仕事や職業技術訓練、職業紹介、作業療法、薬剤管理、住居や交通、家族問題など）、医師の役割がチームの他の人たちと同じように重要だったり、それほど重要でないこともあるだろう。

患者はこのような環境の多様性から恩恵を受け、しばしば広く異なった専門家グループの助けを必要とする。このような環境下では、医師‐患者関係の役割や重要性はさらに減少してきている。問題が起こった時、患者が真っ先に電話するのが医師ではないということが時々みられる。

しかしながら医師はこのような環境においても、患者に対する自分の役割、義務、責任について理解することが重要である。医師は自分が患者に直接提供している特定の治療だけではなく、実際に治療全般にわたって患者に対しての責任を負っているのかどうかを裁定しなければならない。事実として医師が責任のある立場にいる時には、スタッフと患者と医師の間に優れたコミュニケーション過程が必要となり、医師と患者の間にも頻繁かつ定期的な接触が必要となる。

結論

患者や家族にとって薬剤がもつ意味は複雑である。根本的にはそれは病気がどのように理解され認識されているかということと関係がある。第一章で示したように、多くの医師が「脳内化学物質のアンバランスな状態」や「脳化学」の問題のような言葉を使って向精神薬の必要性を表現している。患者の中には自分の問題が脳の障害や生物学的／生理学的な病気によるもので、薬剤を服用すれば良いのだと安心する者もいれば、恐くなったり汚名を着せられたように思ったり、さらには自分の無力さを感じ自分の力でコントロールできないことに怒りを覚える者もいる（Carli, 1999）。

患者の薬剤に対する意味づけは患者個人によってまったく異なる。それは多くの場合、薬剤が家族の間でどのように話し合われてきたかに関係している。あるいはまた薬剤や疾病過程についての教育や知識、医師に対する転移感情、それまでのさまざまな薬剤との個人的な関わり、家族や友人の精神科病歴やその経過について患者が知っていること、さらには文化あるいはメディアの影響に関係している。患者はこれらの要因のうちのいくつかに基づいて薬剤や精神科の治療に対して何らかの期待を抱いているのだが、このような事柄についてはほとんど議論されずに終わってしまうのである。

したがって、患者を理解し薬剤の意味づけをも理解するための枠組みが、時に臨床医にあまりよく理解されず、それが問題や困難な事柄につながったりする。これまでの章でこのような問題について数多くのことを述べた――患者の中に薬剤を処方する医師を信用できない者がいるのはなぜか、その後の薬剤管理で服薬遵守の問題がしばしば生じるのはなぜか、患者が向精神薬を受けているかどうか、あるいは誰（プライマリケア医、精神科医、紹介するソーシャルワーカーなど）から受けているかに影響する転移と逆転移感情などの問題である。

さらに、すべての臨床家はさまざまな方法で薬剤に対する価値づけを行なっているわけだが、その違いを理解することが重要である。ソーシャルワーカーが向精神薬は治療に役立つと前向きに信じて患者を精神科医に紹介した場合には、それは非常に役に立つ紹介となるだろう。しかし各患者にプライマリケア医が割り当てられてしまう医療体制の中では、患者がしぶるプライマリケア医に薬剤のことで精神科医への紹介を頼んだら、その患者にもたらされる結果は明らかにまったく違ったものになるであろう。

この章は、表面的には薬剤のことが問題になっているが、その背後に込み入った力動的問題が隠れている複雑な臨床状況に焦点を当てたものである。ここでの内容が本書全体で述べられた症例に深みを与え、薬剤の心理療法の複雑さに対する臨床上の洞察を与えることができていればと思う。基本的には、治療はしっかりとした臨床判断、医師‐患者関係で起きていることへの洞察、患者と家族と臨床医にとっての薬剤の意味づけに基礎を置いたものでなければならない。難しい症例がたくさんあるので、この章でそれらを余すところなく述べることはできないが、薬剤の提供に伴う問題の複雑さを示すことはできているだろう。我々は、これらの症例が刺激となってより多くの討論や理解が生まれることを願ってやまない。

文　献

Adelman, S.A. (1985). Pills as transitional objects: A dynamic understanding of the use of medication in psychotherapy. *Psychiatry, 48,* 246-253.

American Psychiatric Association. (1980a). *Diagnostic and statistical manual of mental disorders* (3rd ed.). Washington, DC: Author.

American Psychiatric Association. (1980b). Guidelines for psychiatrists in consultative, supervisory, or collaborative relationships with nonmedical therapists. *American Journal of Psychiatry, 137,* 1489-1491.

American Psychiatric Association. (1994). *Diagnostic and statistical manual of mental disorders* (4th ed.). Washington, DC: Author.

American Psychiatric Association. (1995). *Principles of medical ethics with annotations especially applicable to psychiatry* (p. 8). Washington, DC: Author.

Anonymous. (1981). What should we tell patients about their medicines? *Drug Therapy Bulletin, 19,* 74.

Appelbaum. P.S. (1991). General guidelines for psychiatrists who prescribe medications for patients treated by nonmedical psychotherapists. *Hospital and Community Psychiatry, 42,* 281-282.

Balon, R. (1999). Positive aspects of collaborative treatment. In M.B. Riba & R. Balon (Eds), *Psychopharmacology and psychotherapy: A collaborative approach* (pp. 1-31). Washington, DC: American Psychiatric Press.

Bassuk, E., & Schoonover, S. (1978). Rampant dental caries in the treatment of depression. *Journal of Clinical Psychiatry, 39,* 163-165.

Bersani, L. (1986). *The Freudian body: Psychoanalysis and art.* New York: Columbia University Press.

Blackwell, B. (1976). Treatment adherence. *British Journal of Psychiatry, 129,* 513-531.

Book, H.E. (1987). Some psychodynamics of non-compliance. *Canadian Journal of Psychiatry, 32,* 115-117.

Brouceck, F., & Ricci, W. (1998). Self-disclosure of self presence? *Bulletin of the Menninger Clinic, 26*(4), 427-38.

Brown, W.A. (1998). The placebo effect. *Scientific American, 278,* 107-116.

Butler, C., Rollnick, S., & Stott, N. (1996). The practitioner, the patient and resistance to change: Recent ideas on compliance. *Canadian Medical Association Journal, 154,* 1357-1362.

Carli, T. (1999). The psychologically informed psychopharmacologist. In M.B. Riba & R. Balon (Eds.). *Psychopharmacology and psychotherapy: A collaborative*

approach (pp. 179-196). Washington, DC: American Psychiatric Press

Chen, A. (1991). Noncompliance in community psychiatry: A review of clinical interventions. *Hospital and Community Psychiatry, 42,* 282-287.

Chiles, J.A., Carlin, A.S., Benjamin, G.A.H., et al. (1991). A physician, a non-medical psychotherapist, and a patient: The pharmacotherapy-psychotherapy triangle In B.D. Beitman & G.D. Klenllan (Eds.), *Integrating pharmacotherapy and psychotherapy* (pp. 105-118). Washington, DC: American Psychiatric Press.

Crits-Christoph, P. et al. (1993). The accuracy of the therapist's interpretations and the development of the therapeutic alliance. *Psychotherapy Research, 3,* 25-35.

Daley, D.C., Salloum, I.M.. Zuckoff, A., et al. (1998). Increasing treatment adherence among outpatients with depression and cocaine dependence: Results of a pilot study. *American Journal of Psychiatry, 155,* 1611-1613.

Dewan. M.J. (1992). Adding medications to ongoing psychotherapy: Indications and pitfalls. *American Journal of Psychotherapy, 46,* 102-110.

Docherty, J.P., Marder, S.R., Van Kamuren, D.P., et al. (1977). Psychotherapy and pharmacotherapy: Conceptual lenses. *American Journal of Psychiatry, 134,* 529-533.

Eisenthal, S., Koopman, C., & Lazare, A. (1983). Process analysis of two dimensions of the negotiated approach in relation to satisfaction in the initial interview. *Journal of Nervous and Mental Disease, 171,* 49-54.

Fairman, K.A., Drevets, W.C., Kreisman, J.J., et al. (1998). Course of antidepressant treatment, drug type, and prescriber's specialty. *Psychiatric Services, 49,* 1180-1186.

Feighner, J.P. (1999). Mechanism of action of antidepressant medications. *Journal of Clinical Psychiatry, 60*(Suppl. 4), 4-13.

Fisher, R., & Ury, W. (1981). *Getting to yes.* Boston: Houghton Mifflin.

Freud, S. (1913). Further recommendations on the technique of psychoanalysis: On beginning treatment. In J. Strachey (Ed. and Trans.), *The standard edition of the complete psychological works of Sigmund Freud* (Vol. XXII). London: Hogarth Press (1953-1964).

Gabbard, G. (Ed.). (1999). *Countertransference issues in psychiatric treatment.* Washington, DC: American Psychiatric Association Press.

Gabbard, G.O., & Wilkinson, S.M. (1994). *Management of countertransference with borderline patients.* Washington, DC: American Psychiatric Press.

Gardner, C.S., Holzman, S.T. (1983). Interdisciplinary collaboration: Psychiatric medical backup in the outpatient clinic. *Psychiatric Quarterly, 55*(4), 253-260.

Gitlin. M.J., Cochran, S.D., & Jamison, K.R. (1989). Maintenance lithium treat-

ment: Side effects and compliance. *Journal of Clinical Psychology, 50,* 127-31.

Goldhamer, P.M. (1983). Psychotherapy and pharmacotherapy: The challenge of integration. *Canadian Journal of Psychiatry, 28,* 173-77.

Gove, P.B. (Ed.). (1986). *Webster's third new international dictionary of the English language unabridged.* Springfield, MA: Merriam-Webster.

Gross-Doehrman, M.J. (1976). Parallel processes in supervision and psychotherapy. *Bulletin of the Menninger Clinic, 40*(1), 1-104.

Gunderson, J.G. (1978). Defining the therapeutic processes in psychiatric milieus. Psychiatry: *Journal for the Study of Interpersonal Processes, 41,* 327-335.

Healy, D. (1997). *The antidepressant era.* Cambridge, MA: Harvard University Press.

Imhoff, J., Altman, R., & Katz, J. (1998). The relationship between psychiatrist and prescribing psychotherapist: Some considerations. *American Journal of Psychotherapy. 52*:3, 261-272.

Jameson, K. (1995). *An unquiet mind: A memoir of moods and madness.* New York: Knopf.

Kane, B., & Sands, D.Z. (1998). Guideline for the clinical use of electronic mail with patients. *Journal of the American Medical Informatics Association, 5,* 104-111.

Kaplan, H.I., & Sadock, B.J. (1989). *Comprehensive textbook of psychiatry* (6th ed.). Baltimore: Williams & Wilkins.

Kendler, K.S., Karkowski, L.M., & Prescott, C.A. (1999). Causal relationship between stressful life events and the onset of major depression. *American Journal of Psychiatry, 156,* 837-841.

Koenigsberg, H.W. (1991). Borderline personality disorder. In B.D. Beitman & G.L. Klerman (Eds.), *Integrating pharmacotherapy and psychotherapy* (pp, 271-290). Washington. DC: American Psychiatric Press.

Kohut, H. (1968). The psychoanalytic treatment of narcissistic personality disorders. *Psychoanalytic Study of the Child, 23,* 86-113.

Kubie, L.S. (1971). The retreat from patients: An unanticipated penalty of the full-time system. *Archives of General Psychiatry, 24,* 98-106.

Lazarus, A. (1995). The role of primary care physicians in managed mental health care. *Psychiatric Services, 46,* 343-345.

Luborsky, L. et al. (1985). Therapist's success and its determinates. *Archives of General Psychiatry, 42,* 609-611.

MacKinnon, R.A., & Michels, R. (1971). *The psychiatric interview in clinical practice.* Philadelphia: Saunders.

Magnavita, J.J. (1993). The evolution of short term dynamic psychotherapy: Treatment of the future? *Professional Psychology: Research and Practice, 24,* 360-365.

Main, T.F. (1957). The ailment. *British Journal of Medical Psychology, 30,* 129-145.

Maltsberger, J.T., & Buie, D.H. (1974). Countertransference hate in the treatment of suicidal patients. *Archives of General Psychiatry, 30,* 633-635.

Marziali, E., Marmar, C., & Krupknick, J. (1981). Therapeutic alliance scales: Development and relationship to psychotherapy outcome. *American Journal of Psychotherapy, 138,* 361-364.

McNutt, E.R., Severino, S.K., & Schomer, J. (1987). Dilemmas in interdisciplinary outpatient care: An approach towards their amelioration. *Journal of Psychiatric Education, 11,* 59-65.

Melfi, C.A., Chawla, A.J., Croghan. T.W., et al. (1998). The effects of adherence to antidepressant treatment guidelines on relapse and recurrence of depression. *Archives of General Psychiatry, 55,* 1128-1132.

Metzl, J.M. (2000). *Signifying medications in Thom Jones's "Superman, My Son": Teaching literature and medicine* (the MLA Approaches to Teaching series). New York: MLA Press.

Morgan, R., Luborsky, L., Crits-Christoph, P., et al. (1982). Predicting the outcomes of psychotherapy by the Penn Helping Alliance Rating Method. *Archives of Ceneral Psychiatry, 39,* 397-402.

Noorily, S.H., Hantler, C.B., & Sako, E.Y. (1997). Monoamine oxidase inhibitors and cardiac anesthesia revisited. *Southern Medical Journal, 90,* 836-838.

Owen, R.R., Fischer. E.P., Booth, B.M., et al. (1996). Medication noncompliance and substance abuse among patients with schizophrenia. *Psychiatric Services, 47,* 853-858.

Parens, E. (1998, Jan./Feb.). Is better always good? The enhancement project. *Hastings Center Report, 28*(1), 24B-S15.

Reiss, D., Plomin, R., & Hetherington, E.M. (1991). Genetics and psychiatry: An unheralded window on the environment. *American Journal of Psychiatry, 148,* 283-291.

Remick, R.A. (1988). Anticholinergic side effects of tricyclic antidepressants and their management. *Progress in Neuro-Psychopharmacology and Biological Psychiatry, 12*(2-3), 225-231.

Riba, M.R., & Balon, R. (Eds.). (1999). *Psychopharmacology and psychotherapy: A collaborative approach.* Washington, DC: American Psychiatric Press.

Rowland, J.H., & Massie, M.J. (1998). Breast cancer. In J.C. Holland (Ed.), *Psychooncology* (pp. 38-401), New York: Oxford University Press.

Rudd, P. (1979). In search of the gold standard for compliance measurement. *Archives of Internal Medicine, 139,* 627.

Schiffman, S. (1999). *The 25 sales habits of highly successful salespeople* (2nd ed.). Holbrook, MA: Bob Adams.

Sederer, L.I., Ellison, J.M., Keyes, C. (1998). Guidelines for prescribing psychiatrists in consultative, collaborative, and supervisory relationships. *Psychiatric Services, 49,* 1197-1202.

Silk, K.R. (1999). Collaborative treatment for patients with personality disorders. In M.B. Riba & R. Balon (Eds.). *Psychopharmacology and psychotherapy: A collaborative approach.* Washington. DC: American Psychiatric Press.

Smith, J. (1989). Some dimensions of transference in combined treatment. In J.M. Ellison (Ed.). *The psychotherapist's guide to pharmacotherapy* (pp. 79-95), Chicago: Year Book Medical Publishers.

Smith, R. (1996). *The patient's story.* Boston: Little, Brown.

Spitzer, R.L., Williams, J.B., Kroenke, K., Linzer, M., deGruy, F.V. III, Hahn, S.R., Brody, D., & Johnson, J.G. (1994). Utility of a new procedure for diagnosing mental disorders in primary care. The PRIME-MD 1000. *Journal of the American Medical Association, 272*(22), 1749-1756.

Steffens, D.C., Krishnan. K.R., & Helms, M.J. (1997). Are SSRIs better than TCAs? Comparison of SSRIs and TCAs: A meta-analysis. *Depression and Anxiety, 6*(1), 10-18.

Tanaka, E., & Hisawa, S. (1999). Clinically significant pharmacokinetic drug interactions with psychoactive drugs: Antidepressants and antipsychotics and the cytochrome P450 system. *Journal of Clinical Pharmacy and Therapeutics, 24,* 7-16.

Valenstein, M. (1999). Primary care physicians and mental health professionals: models for collaboration. In M.B. Riba & R. Balon (Eds.). *Psychopharmacology and psychotherapy: A collaborative approach* (pp. 325-352). Washington, DC: American Psychiatric Press.

Waldinger, R.J., & Frank. A.F. (1989a). Clinicians' experiences in combining medication and psychotherapy in the treatment of borderline patients. *Hospital and Community Psychiatry, 40,* 712-718.

Waldinger, R.J., & Frank, A.F. (1989b). Transference and the vicissitudes of medication use by borderline patients. *Psychiatry, 52,* 416-427.

Ward, N.G. (1991). Psychosocial approaches to pharmacotherapy. In B.D. Beitman & G.L. Klerman (eds): *Integrating pharmacotherapy and psychotherapy* (pp. 69-104). Washington, DC: American Psychiatric Press.

Warner, L.A., Silk, K., Yeaton, W.H., et al. (1994). Psychiatrists' and patients' views on drug information sources and medication compliance. *Hospital and*

Community Psychiatry, 45, 1235-1237.

Weiss, R.D., Greenfield, S.F., Najavits, L.M., et al. Medication compliance among patients with bipolar disorder and substance abuse disorder. *Journal of Clinical Psychology, 59,* 172-174.

Winer, J., & Andriukatis, S. (1989). Interpersonal aspects of initiating pharmacotherapy: How to avoid becoming the patient's feared negative other. *Psychiatric Annals, 19,* 318-323.

Winnicott, D. (1953). Transitional objects and transitional phenomena. *International Journal of Psycho-Analysis, 34,* 89-97.

Woodward, B., Duckworth, K.S., & Gutheil, T.G. (1993). The pharmacotherapist-psychotherapist collaboration, In J.M. Oldham, M.B. Riba, & A. Tasman (Eds.). *American Psychiatric Press review of psychiatry* (Vol, 12, pp. 631-649). Washington, DC: American Psychiatric Press.

Zisook, S., Hammond, R., Jaffe, K., et al. (1978-79). Outpatient requests, initial sessions and attrition. *International Journal of Psychiatry and Medicine, 9,* 339-350.

Zita, J. (1998). Body talk. New York: Columbia University Press.

訳者紹介

江畑敬介（えばた けいすけ）

1965年　金沢大学医学部卒業
米国にて精神科臨床研修を修了した後，東京都立松沢病院精神科部長，
東京都立中部総合精神保健福祉センター所長などを経て，
2001年より江畑クリニック院長

《主な著訳書》
「わが魂にあうまで」（訳）星和書店，1980年，「救急精神医療」（共著）医学書院，1988年，「分裂病の病院リハビリテーション」（共著）医学書院，1995年，「移住と適応」（共著）日本評論社，1996年，「心の健康と文化」星和書店，2003年，「脱入院化時代の地域リハビリテーション」星和書店，2003年

江畑クリニック 世田谷区松原1-38-28　松原片桐屋ビル2階 電話：03-5329-2880 http://www.rr.iij4u.or.jp/~ytr15305/

佐藤洋子（さとう ようこ）

1970年　上智大学外国語学部英語学科卒業
AP通信東京支社勤務
1979 - 2003年　上智大学国際関係研究所にて国際学論文集の編集に携わる。
その間に翻訳家，通訳として活躍。
現職　翻訳家

薬物療法における医師 - 患者関係——治療効果をいかに高めるか——

2004年3月18日　初版第1刷発行

著　者　アラン・タスマン，マイケル・B・リーバ，ケネス・R・シルク
訳　者　江畑敬介，佐藤洋子
発行者　石澤雄司
発行所　株式会社星和書店
〒168-0074　東京都杉並区上高井戸1-2-5
電話　03 (3329) 0031（営業部）／(3329) 0033（編集部）
FAX　03 (5374) 7186

Printed in Japan　ISBN4-7911-0532-x